男科三十计

李海松　主审

王　彬
王继升　主编

中国中医药出版社
·北　京·

图书在版编目（CIP）数据

男科三十计/王彬，王继升主编．—北京：中国中医药
出版社，2019. 12
ISBN 978-7-5132-5959-0

Ⅰ.①男…　Ⅱ.①王…②王…　Ⅲ.①男科学　Ⅳ.①R697

中国版本图书馆 CIP 数据核字（2019）第 289219 号

中国中医药出版社出版

北京经济技术开发区科创十三街 31 号院二区 8 号楼
邮政编码　100176
传真　010-64405750
河北新华第二印刷有限责任公司印刷
各地新华书店经销

开本 880×1230　1/32　印张 7　字数 99 千字
2019 年 12 月第 1 版　2019 年 12 月第 1 次印刷
书号　ISBN 978-7-5132-5959-0

定价　37.00 元
网址　www.cptcm.com

社 长 热 线　010-64405720
购 书 热 线　010-89535836
维 权 打 假　010-64405753

微信服务号　zgzyycbs
微商城网址　https：//kdt. im/LIdUGr
官 方 微 博　http：//e. weibo. com/cptcm
天猫旗舰店网址　https：//zgzyycbs. tmall. com

如有印装质量问题请与本社出版部联系（010-64405510）

主审简介

主任医师，医学博士，博士研究生导师。现任北京中医药大学东直门医院男科主任，男科研究所所长。中国中药协会男科药物研究专业委员会主任委员、中华中医药学会男科分会副主任委员、中国医师协会中西医结合男科专家委员会副主任委员、北京中医药学会男科专业委员会主任委员，国家重点学科中医男科学科带头人。

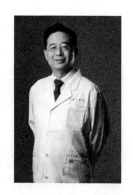

李海松

主要从事中医男科临床、教学及科研工作，提出"治疗男性不育症要微调阴阳""前列腺炎络病理论""阴茎中风""治疗阳痿宜补肾、疏肝、活血并用"等学术观点，先后承担国家973、自然基金、支撑计划等课题20多项，近年来在核心期刊发表了学术论文150余篇，主编医学著作10余部，获省部级、校级科技奖励20余项。

主编简介

北京中医药大学东直门医院男科副主任医师，毕业于北京中医药大学中医临床专业（本硕连读）。国家第五批名老中医药专家、首都国医名师李曰庆教授学术继承人。师从全国著名男科专家北京中医药大学东直门医院男科李海松教授、北京大学第一医院男科中心张志超教授。国家中医药管理局重点学科

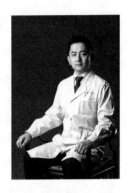

王彬

"中医男科学"后备学科带头人，北京中医药大学东直门医院 2015 年度"十佳医师"，2016 年度"优秀共产党员"，2017 年度"优秀教师"。北京中医药大学"岐黄中医药基金传承发展奖"优秀继承人，入选北京中医药大学东直门医院首批"青苗人才"计划，中华中医药学会青年人才托举工程项目（2018-2020）。

主编简介

医学博士，毕业于北京中医药大学，师从国家重点学科中医男科学科带头人李海松教授，长期侍诊国家名老中医李曰庆教授。博士在读期间连续三年荣获国家奖学金，主持课题 1 项，参与国家自然科学基金 3 项，省部级、厅局级等课题 10 余项；发表学术论文 50 余篇，其中 11 篇被 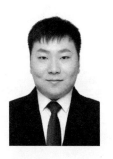 SCI 收录；参编医学著作 5 部，其中主编 1 部，副主编 1 部；撰写科普文章 40 余篇。

王继升

《男科三十计》编委会

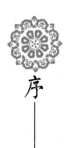

序

　　中医学在其形成与发展过程中，不仅受到天文、地理、阴阳、五行、历法等方面的影响，古代兵家思想对其影响亦深。如张景岳的"新方八阵"方剂兵阵分类法，徐灵胎的"用药如用兵"，张锡纯在《医学衷中参西录》中也提到"善用兵者必深知将士之能力，而后可用之以制敌；善用药者亦必深知药性之能力，而后能用之以治病"等。可以说，兵法与谋略的思维贯穿于中医辨证施治的整个过程。《道德经》云："治大国若烹小鲜。"治病亦如此，医生这一特殊职业要求我们既要有战略思维，又要有战术措施，战略上藐视，战术上重视，同时，既要有整体观念，又要辨证论治，不仅治"人得的病"，更要治"得病的人"，"治病"与"治人"相结合，方能战而胜之。

　　男科学作为一门独立的学科，既古老又年轻。现代中医男科发展至今三十余年，我有幸见证了其从无到有、从弱到强的发展历程。也深感多数男科疾病病因之繁多、机制之复杂、表现之多样、诊治之棘手、病患之苦痛。如何在临床探索出行之有效的治疗策略，是每位男科医生的职责与使命。

东直门医院男科团队结合古代兵法"三十六计"的谋略思想，共同编写了这本《男科三十计》。本书既通俗易懂、幽默风趣，又不失科学与严谨。我相信本书的问世，不仅对开拓男科医生临床思维有益，亦能对公众了解男科知识有助。故欣然为之序。

北京中医药大学东直门医院首席教授
国家名老中医药专家　　　　　　　李曰庆
首都国医名师
2019 年 5 月 18 日

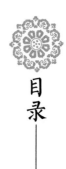

目录

目录

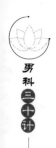

第七章　杂说

第一章

总论

第一节
关门捉贼
——从肝论治男科疾病

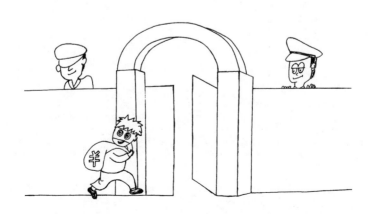

关门捉贼是指对弱小的敌军要采取四面包围、聚而歼之的谋略。如果让敌人得以脱逃，情况就会变得十分复杂。穷追不舍，一怕它拼命反扑，二怕中敌诱兵之计。这里所说的"贼"，是指那些善于偷袭的小部队，它的特点是行动诡秘，出没不定，行踪难测。它的数量不多，但破坏性很大，常会乘我方不备，侵扰我军。所以，对这种"贼"，不可放其逃跑，而要断他的后路，聚而歼之。当然，此计运用得好，决不只限于"小贼"，甚至可以围歼敌军主力部队。

其实，人们体内也有这种"贼"。

40多岁的吴先生最近过得很不痛快。吴先生是干工程的，一直以来事业都顺风顺水，没出过什么岔子，1个月前因为一个小小的疏忽，造成了巨大的经济损失，于是整天闷闷不乐，吃也吃不好，睡也睡不香，后来小腹部、睾丸、会阴等部位开始出现隐痛，再后来阴茎勃起功能也不正常了，影响了正常的夫妻生活。妻子以为吴先生另寻新欢，跟他大吵大闹。不得已，吴先生求诊于北京中医药大学东直门医院男科的李海松教授，李教授详细询问病史后，处以两周的汤药，嘱其两周后再来复诊。两周后，吴先生满面红光地来了，进门就连声称赞李教授医术高明。详看处方，疏肝理气之药为多，众人不解其意，于是李教授作了如下解释。

人体是一个有机的整体。人的生命活动依赖物质基础的气血津液，依赖五脏的功能活动。气、血、津液三者中，气为首要。气机调畅，则血液和津液的运行正常，全身各脏腑的功能协调，人体自然健康。因此，气机调畅是维持人体生命活动的关键，即"气聚则生，气散则死"。而肝的疏泄功能，对全身脏腑组织的气机升降出入之间的平衡协调起着重要的调节作用。因此，肝气正常疏泄、升发，则五脏之气畅达，气血冲和，机能协调，百病不生，故有"肝能生养五脏""肝为十二经之养"之说。若肝失疏泄，气机不畅，气血不和，经络阻滞，脏腑组织机能活动异常，在本脏会形成肝气郁结、肝火上炎、肝风内动等病变，同时会累及他脏形成肝气乘脾犯胃、刑金（肺）、冲心、及肾等各种复杂的五脏病变。即肝失疏泄则欺强凌弱，五脏皆受其害，所以，肝为五脏之贼。在男科则主要表现在以下几个方面：

近代研究发现，情志因素致肝气郁结，肝失疏泄，以及湿热下注，瘀血阻络，宗筋失养，难以充盈，致阴器不用，亦为勃起功能障碍发病的重要病机。情志刺激和湿热浸淫是勃起功能障碍的重要病因；肝脉瘀阻，瘀血阻于宗筋络脉是勃起功能障碍发病的常见病机；正虚或虚实夹杂是老年勃起功能障碍的病机特点，而宗筋失充是这些病理实质的外在表现。李教授认为，勃起功能障碍的发生多以肾为本，以肝为标，属虚实夹杂之证，虚责之于肾，实责之于肝。临床研究表明，勃起功能障碍最基本的病理变化是肝郁肾虚血瘀。

肾元虚衰是男子不育症的基本病机，真精不足是男子不育症的直接病因，情志不遂与男子不育症的关系也很密切，肝郁能导致气血不和，情志不畅，因肝肾同源，精血相生，肝郁日久，进而使精血不足，宗筋弛缓，痰湿阻滞，气滞血瘀，精道不通等，终致男性不育。总之，中医学认为，男性以肾为先天，肾藏精主生殖，与男性生殖功能和性功能密切相关，故男科疾病多从肾论治。随着社会经济的快速发展，工作、生活等压力增大，人们心理急剧变化，使焦虑、抑郁等精神障碍发生率急剧升高，而临床也发现多种男科疾病常伴有焦虑、抑郁等精神障碍症状。因此，肝在男科疾病中的地位逐渐受到重视，尤其是在勃起功能障碍、男性更年期综合征等疾病中占有重要地位。现代医学认为，情绪活动异常可以影响交感神经和副交感神经兴奋与抑制的正常调节，从而影响下丘脑-垂体-性腺轴的协调，导致神经系统、内分泌系统和有关内脏的功能发生障碍。肝郁能导致气血不和、情志不畅，长期焦虑、抑郁等不良精神刺激可导致大脑皮质、皮质下高级中枢及脊髓低级中枢功能紊乱，失去正常整合、协调作用，大脑皮质对性兴奋抑制加强，导致男性性激素水平下降，引起性欲减退及勃起功能障碍。

针对这类病人，李教授提出了从肝论治男科疾病的诊疗思想。在补肾培元、祛除致病因素的基础上，注重调理肝气，疏肝气，补肝血，使肝之疏泄和藏血功能恢复正常，则病人气血调畅，疾病易祛。

　　有研究显示，疏肝解郁药可以有效改善肝郁症状，并可提高肝郁患者性激素水平，疏肝法不但可以改善患者肝郁症状，还可通过提高男性睾酮水平，达到补肾作用，增强疾病的治疗效果。

第二节

浑水摸鱼

——治疗男科焦虑抑郁状态的诊疗策略

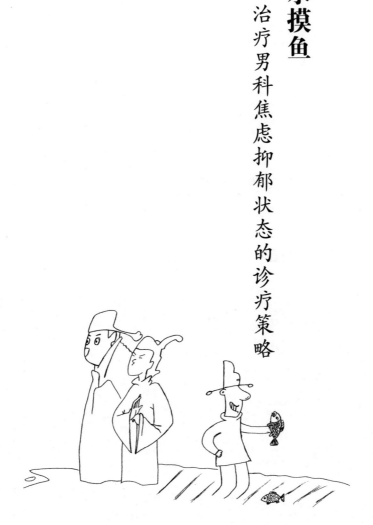

浑水摸鱼原意是在混浊的水中，鱼游得晕头转向，人们可以乘机捉鱼，比喻趁混乱的时机攫取利益，得到意外的好处。此计用于军事，是指当敌人混乱无主时，乘机夺取胜利的谋略。原指战国时期魏国庞涓为了对付齐国孙膑的伐交，让公孙阅搅乱齐国然后趁机占领了齐国的数座边城。现代多指在错综复杂的市场竞争中，慧眼独具、手腕灵活的经营者常趁着竞争对手内部或市场混乱之际，乘机兼并那些力量弱小而动摇不定的势力，以扩充自己的力量甚至形成企业集团，使自己的经营更加便利，更加有效，有的甚至还会制造混乱，从中渔利。

李海松教授在治疗男科疾病时，也不乏使用"浑水摸鱼"策略以治愈疾病的案例。有一天，李教授在东直门医院特需门诊遇到了这样一位患者。患者耿某，从外地慕名而来，见到李教授之后便开始滔滔不绝得讲起来自己的情况：之所以来男科是因为很长时间出现性欲下降，勃起困难，失眠多梦，乏力困倦，后背酸沉……多方医治，效果都不太理想，总之，现在的感觉是全身都不太舒服。症状感觉多得离谱，旁边跟诊的学生听得感觉一头雾水，无从下手。李教授似乎看出了学生们的困惑，一边请学生指导患者填写焦虑抑郁评分表，一边笑着跟学生们说道：这位患者一进来，还没有怎么问诊，自己就先说了一大堆的不舒服,看似有勃起功能障碍、性欲下降的肾虚症状,但是现阶段,这个并不是患者最主要的不适。患者现在感觉全身都不舒服,可能这个时候,肝郁才是最主要的矛盾。患者不适已经很长时间,而且治疗效果不满意,情绪肯定受到影响,焦虑抑郁状态就出现了,这也就是我们中医学所讲的"肝郁"。他的焦虑抑郁评分肯定不会低。说话间,患者的评分表填完了,果然不出李教授的预料,评分很高。李教授一边跟患者解释,说现阶段病情以肝郁为主,虽说还有肾虚的表现,但是现在应当先疏肝,后期再进行补肾。并安慰患者,让他放松心情,有时间的话做一些心理咨询,耿某表示理解。李教授就为耿某开具了以疏肝为主的中药。

一个月之后,耿某又来了,一进门就向李教授道谢,说原来可能精神负担太重,所有心思都在病上,一心想赶紧治好,结果欲速则不达。这一个月来,进行了心理疏导,按时用药,没事出去散散心、跳跳广场舞,感觉全身畅快不少,唯一的不好就是性功能方面的问题。李教授这次给他开了补肾为主的中药。之后几次,症状一次比一次有改善,患者感到很高兴,不仅自己定期复诊,还时不时介绍自己的亲戚朋友来这边就诊。

目前,随着社会发展及人们生活方式的改变,男科病人正逐渐增加,如果医生在诊治过程中只重药物治疗而忽略了心理治疗,结果是不仅疗效大打折扣还会加重病人的病情。究其原因乃是部分医务人员职业素养欠缺(主要是缺乏一些必要的心理学方面的知识），对男科疾病中的心理因素不能正确认识，因此不能对患者进行准确诊断与治疗，以致不能很好地解除患者的痛苦。现代医学认为，疾病包括身体机能紊乱及心理状态紊乱。但在实际医疗过程中，医生往往把注意力放在解决患者身体疾患上，而忽视了疾病中心理因素。我们知道，社会、生理、心理三者是一统一体，它们相互联系、相互作用、相互影响，而心理则是联结二者的纽带。众所周知，中国有着悠久的历史文化，男人在漫长的封建社会中一直处于主导地位，过去所宣扬的"男人至上""男人是天、女人是地"的观念在男人心中根深蒂固。在现代社会中，男人所面临的社会压力非常大，他们必须承担繁重的工作及养家糊口的重任。男人在生产生活中所处的重要地位使他们误认为男人是完美无缺的，其实这是男人外表强大、内心脆弱的表现。往往突出表现为一旦患病便背负上严重的心理包袱，惶惶不可终日，忧心忡忡，坐卧不安，病急乱投医，以至对工作、生活失去兴趣，甚至产生轻生的念头。所以，我们的治疗应该包括身心两方面的治疗，不可偏执于一方。一般来说，心理因素与男科疾病有两种关系：一是心理因素处于始动环节，居于主导地位，例如心因性阳痿、缩阳症等；二是心理因素处于被动环节，是由男科疾病导致心理状态紊乱，心理因素居于从属地位，例如慢性前列腺炎导致的神经官能症等。第一类疾病应以心理治疗为主，药物治疗为辅。由于

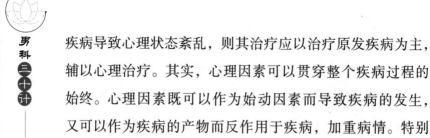

疾病导致心理状态紊乱，则其治疗应以治疗原发疾病为主，辅以心理治疗。其实，心理因素可以贯穿整个疾病过程的始终。心理因素既可以作为始动因素而导致疾病的发生，又可以作为疾病的产物而反作用于疾病，加重病情。特别是男科疾病，由于长期的历史文化传统的影响，我们的男性病人一旦患病比女性更容易产生心理问题。因此，要想做好一个男科医生不仅要治疗病人的身体疾患，而且要善于治疗患者的心理问题。

李海松教授告诫各位青年男科医生，在患者患病日久出现焦虑抑郁状态的时候，切不可盲目，抓住主要矛盾，先解决心理问题，再谈其他治法。同时，患者病情复杂的时候，也要善于观察，抓住主症，否则不仅会疗效欠佳，患者满意度下降，还会贻误病情，有辱"白衣天使"美名。

第三节

隔岸观火

——医患沟通艺术

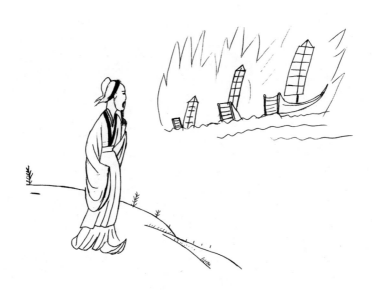

隔岸观火原指战国时韩国向齐国求救，齐宣王欲派田忌和孙膑带兵救韩，孙膑审时度势，待魏韩两军队打的筋疲力尽时，再出兵救韩，一举获胜。后指根据敌方正在发展着的矛盾冲突，采取静观其变的态度，现代多指与自己利益无关的事情不去过问，即"事不关己高高挂起"。看似贬义，但在现实生活及临床诊疗、商业等实践活动中，也能使当局者转换思维，收到意想不到的效果。

李海松教授在治疗男科疾病时，也不乏使用"隔岸观火"策略以治愈疾病的案例。贾某是一名公司白领，学历高，在学校学习的时候很勤奋，现在工作非常忙碌，坐下来就是一天，甚至工作起来连喝水都顾不上，工作中的应酬也特别多。久而久之，患者发觉小便的时候有尿频、尿急、排尿时尿道灼热现象，也不时地感觉会阴部坠胀疼痛。患者想起别的同事说过这是前列腺炎，这可让患者急坏了，本能地就开始在电脑前查询，发现众说纷纭：有的说前列腺炎会影响性功能，有的说会影响生育，有的说吃点消炎药就可以了……小贾自己就跑去药店买来消炎药，吃了完全没有效果。这下坏了，贾某开始睡不着觉，吃不下饭，想到以后还要影响性功能，要影响生育，要断子绝孙，就感到非常的恐惧，阳光积极向上的小伙子不见了，他仿佛一夜步入了更年期，烦躁压抑，笑容也没有了。贾某的好

17

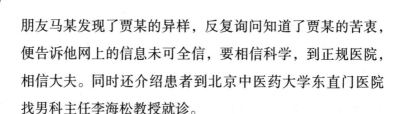

朋友马某发现了贾某的异样，反复询问知道了贾某的苦衷，便告诉他网上的信息未可全信，要相信科学，到正规医院，相信大夫。同时还介绍患者到北京中医药大学东直门医院找男科主任李海松教授就诊。

贾某的脑海已经被网络信息充斥，抱着试试看的态度找到了李海松教授。李教授详细询问后，为患者先进行了包括 B 超、尿液常规、前列腺炎常规等全面的检查。拿到检查结果后为贾某进行了耐心地讲解，告诉患者得的确实是前列腺炎，但是是非细菌性的，所以吃了消炎药没用。患者便一口气问了诸如前列腺炎能治好吗、多久能治好等一长串的问题。李教授注意到小贾在问诊过程中不时翻看带来的自己查的所谓"资料"，便让学生指导小贾填写了焦虑抑郁量表，果然，两项分数都比较高。便告诉小贾现在处于一个焦虑抑郁状态。

看到贾某紧缩的眉头，李教授开始安慰患者，他幽默地将患者的病称为"前列腺的感冒"。这让贾某又迷糊了，前列腺炎就是前列腺炎，跟感冒有什么关系？李教授微笑地解释道：我们不能说前列腺炎就等于感冒，但是前列腺炎确实跟感冒非常相似，为什么这样说呢？这是因为：第一，前列腺炎和感冒的发病来说，都是与生活方式有关，比如说着凉、太疲劳、喝酒，这个时候容易感冒，前列腺炎也是这样。前列腺炎大多数也是与生活方式有关，经常加班、熬夜、太疲劳了，或喝水少，再加上对前列腺局部的压迫；或者经常吃辣椒、喝酒，则容易感冒，嗓子痛，容易出现上火，也容易出现前列腺炎。所以说发病的诱因与生活方式密切相关，无论是感冒，还是前列腺炎，都是非常相似的。第二，就是前列腺炎和感冒都是男人非常常见的病，说到这个，有些朋友会说不会吧。感冒无论是男人、女人都发生过，其实前列腺炎也非常常见，在男人当中，有50%的男性在一生中发生过前列腺炎，这是第二个，发病率跟感冒一样，非常常见。第三，就是说前列腺炎和感冒，他们的诊断都是与什么有关呢？都是靠症状来诊断的，说感冒了，能化验出来感冒吗？查不出来，轻度感冒可能不会通过化验检查出来，就是患者自己主诉说嗓子痛、咳嗽、流鼻涕、发热、全身肌肉酸痛的症状，这些都是感冒的表现，很多时候化验指标还没有升高，自我感觉却比较明显；前列腺炎是出现了尿频、尿急了，或者是出现了其他的症状，不用看他的前列腺液就可以诊断，所以前列腺炎和感冒主要靠症状进行诊断，这是第三点。第四，前列腺炎和感冒如果得病较轻的话，都可以不用治疗，通过调整生活方式就可以自愈，有些轻的前列腺炎，天一冷，小腹疼了，多喝水，休息一段时间，症状就消失了。第五，前列腺炎和感冒的治疗方法也很相像。感冒药只是对症治疗，只是缓解症状的，发热了用退热的药，疼痛了用止痛的药，并不是针对感冒病毒感染用药的。而前列腺炎也是这样，前列腺炎很多都是采取综合治疗。比如说排尿困难

的用 α 阻滞剂，感染了用抗生素，性功能出现问题了用治疗性功能障碍的药，这是治疗方法的类似。第六，前列腺炎和感冒的预后都比较好，感冒来说，除非合并了其他的情况，比如说年龄很大的老人，开始是感冒，后来又合并肺部感染了，可能是致命的，但是感冒的整体预后应该说比较好。第七，无论是感冒还是前列腺炎，如果穿得厚一点，注意保暖，别熬夜，别吃辣椒，让身体保持比较好的状态，就可以预防的。所以说前列腺炎和感冒有很多相似的地方，我们常常就把前列腺炎比作感冒一样。前列腺炎的治疗需要三个月左右的时间，有些患者在三个月之内就可以治愈，而有些患者需要三个月以上，甚至更长的时间才能治愈，甚至有的治疗周期超过半年。不要相信什么用新方法可以两周治愈，这是宣传的语言，是不科学的。徐教授为贾某制定了综合治疗方案，并告诫患者放松心情，不要误信网络的一些不实宣传，自己不要瞎琢磨，听从正规医院大夫的建议。并把男科"八项规定"，即不喝酒、不吃辣、不着凉、不久坐、不憋尿、不憋精、不忍渴、不压抑，告诉患者，请他务必在生活中注意。

听完李教授的讲解，贾某似乎不再像之前一样苦恼了，按时用药，严格遵守"八项规定"。约过了两周，患者再次来的时候，告诉李海松教授，症状已经明显减轻了。之后他便定期复诊，坚持治疗，过了 3 个月，果然没有症状了，积极向上的贾某又回来了。

病程较长的前列腺炎患者，常常痛苦无法诉说，只能默默忍受，再加上某些非正规医院不良诱导，夸大危害，病人容易出现一些心理上的障碍。李教授临床特别重视对此类患者的心理疏导，沟通耐心，病情交代清晰，既赢得了患者信任，增加患者配合度，又给患者减轻心理负担，疗效也在无形中有了保证。这正是李教授"德艺双馨"的表现。

同时，李教授也告诫广大患者，治疗前列腺炎的时候，一定要对它有个正确的认识，就是说前列腺炎是一个常见的、多发的小病，男人当中，50%都得过的病，就是男人特殊的感冒，不是什么大问题，一定要解除心理负担。但切不可盲目相信不实宣传、江湖骗子，增加心理、财政双重负担。更不可随意自行服药，贻误病情不说还可能对身体造成伤害。如果有类似的疾病，请患者前往正规医院进行专业诊治，听从医生的专业建议。

第一章 总论

第二章

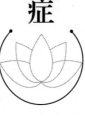

不育症

第一节
趁火打劫
—— 发热对男性不育症的影响

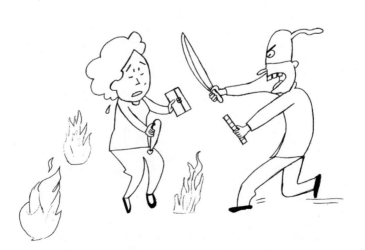

趁火打劫原典故为"敌之害大，就势取利，刚决柔也"，意为敌人遇到很大的灾难和危机，就可以乘势出兵打击敌人，夺取胜利。《孙子兵法》按语"敌害在内，则劫其地；敌害在外，则劫其民；内外交害，败劫其国。如：越王乘吴国内蟹稻不遗种而谋攻之，后卒乘吴北会诸侯于黄池之际，国内空虚，因而捣之，大获全胜。"这则按语把"趁火打劫"计具体化了。所谓"火"，即对方的困难、麻烦。敌方的困难不外有两个方面，即内忧、外患。天灾人祸，经济凋敝，民不聊生，怨声载道，农民起义，内战连年，都是内患；外敌入侵，战事不断，都是外患。敌方有内忧，就占它的领土；敌方有外患，就争夺他的百姓；敌方内忧外患岌岌可危，就赶快兼并它。总之，抓住敌方大难临头的危急之时，抓紧进兵，肯定稳操胜券。例如春秋战国时，东南的吴越两国争斗，吴国本势大，却因北会诸侯，国内空虚，恰逢国内物产收成不好，被越王抓住可乘之机，一举灭亡了吴国。李海松教授引用此计告诫男性不育症的患者，患者本身的疾病已经是很大的危机，此时应严格遵守男科的"八项规定"，尤其要重视保暖，谨防感冒，被发热"趁火打劫"。

李海松教授告诫男性不育症患者：男性睾丸对高温非常敏感，阴囊温度只要上升 $1\sim2℃$ 就会抑制精子生成，故

27

发热将使睾丸、附睾温度升高，对这一阶段生成的精子的质量产生巨大的影响，降低精子质量。这是因为人类在睾丸的生精过程中，需要一个相对的低温环境，正常情况下，人体通过阴囊表面的大量汗腺与皮脂腺调节阴囊温度，使睾丸始终处于35℃左右。一旦发热，人体内环境的温度就会升高，从而影响精子的质量。而精子的发生到成熟需要75天的时间，也就是说，发热一次，精子的质量会在75天到三个月内受到影响，将严重影响男性不育症患者的治疗效果。对于年纪偏大的男性不育症患者夫妇来说，最珍贵的就是时间，这时，一次发热带来的影响将是非常严重的危机和对男性不育症治疗的灾难性的打击。故李海松教授提醒男性不育症患者，重视保暖，严防感冒，避免被发热"趁火打劫"。

发热影响睾丸生精的机制主要是持续的高温环境能引起睾丸内微循环、氧代谢和酶活性的生化改变，从而导致生精细胞受到损害，造成如精子畸形率高、活力降低、密度减少等严重不良后果。而除了发热之外，其他因素造成的睾丸、阴囊温度升高，均可导致精子质量的下降，如隐睾症、精索静脉曲张、长时间热水浴等。

隐睾症：如果睾丸由于胚胎发育障碍而停留在腹股沟内，不能下降到阴囊，称为隐睾症。由于腹腔内温度较高，高于精子正常发生、成熟的35℃，对精子的生成过程产生不良影响，是导致男性不育的原因之一。

精索静脉曲张：是指精索蔓状静脉丛因各种原因引起回流不畅，或因静脉瓣膜损坏引起的血液倒流，形成局部静脉扩张、迂曲、伸长等病理现象。临床表现为阴囊内左侧或双侧出现精索增粗，甚或成团块状，常引起局部不适或疼痛。该病大多发生于青壮年。由于曲张的精索蔓状静脉丛包绕睾丸，精索静脉曲张的患者精索肌筋膜管退化，使提睾肌舒缩障碍，睾丸周围的静脉血淤滞，精索内静脉血液的反流，腹腔内较高温度的血液直接灌注睾丸，睾丸温度调节障碍，温度增高，从而影响睾丸生精及精子质量。

常见的其他因素：长期坐位工作的人由于阴囊散热不佳，可以导致生精功能障碍，如司机和办公室人员等。有研究表明，男性司机精液质量异常率如精子畸形率、密度和活力异常率显著高于非司机职业者和正常男性，驾龄8年以上者更为严重。这与长时间坐姿，睾丸血循环不良、温度增加、缺氧等因素有关。

厨师、电焊工也是不育症的高发人群，他们几乎都受到高温影响。日常的生活中，长期热水浴，尤其是桑拿浴会影响阴囊散热，间接或直接增高睾丸温度，影响生精。有科学家做过这样一个试验，对爱好使用蒸汽浴的男子，反复检查他们的精子数量和质量，结果发现多次蒸汽浴后，精子数量可以减少、精子活力也有所减弱，未成熟精子和畸形精子的数量也会增加。这个实验同时也观察了一部分爱好热水浴男士的精子质量变化，结果发现每周泡热水浴3~4

次，水温在 40℃ 以上者，其精子头部畸形和不成熟精子的数量均有明显增加，由此说明，阴囊温度升高对精子的质量可以产生直接的负面影响。

此外，季节更迭也会对男性生育能力产生影响，如夏季精液质量就会降低，这种变化可能与春夏秋冬温度变化对睾丸生精功能影响或季节更迭对人体内分泌影响有关。因此，对于精液质量异常的不育患者，如果有条件可同时接受阴囊低温方法治疗。

男性精子的发生、成熟条件较高，对于男性不育症患者来说，精子的发生过程更加脆弱也更加不能受到不良因素影响。故李海松教授提出，男性不育症患者应严格遵守八项规定：不喝酒、不吃辣、不久坐、不着凉、不泡澡、不憋精、不吸烟、不压抑。

第二节
苦肉计
——男科的八项规定

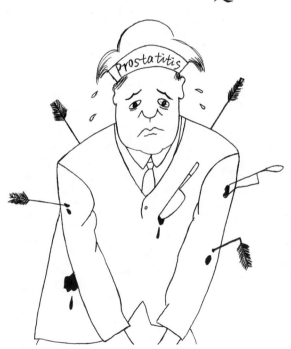

苦肉计出自"人不自害,受害必真;假真真假,间以得行。童蒙之吉,顺以巽也",指故意毁伤身体以骗取对方信任,从而达成预先设计好的目标。其中越王勾践被吴王夫差打败后,不得不给夫差当仆人,逆来顺受,忍辱负重,甚至亲口品尝夫差的粪便以此来表达自己的顺从之心。回到越国后,勾践卧薪尝胆,苦身劳心,礼贤下士,招兵买马。20年后,勾践终于报仇雪耻,灭了吴国。

吃得苦中苦,方为人上人。在男科疾病的诊疗过程中亦是如此,正如常言道:良药苦口利于病。疾病想要得到好转直至治愈不仅需要经历吃药的麻烦,改变生活中的不良嗜好也是重中之重。为治理我党党风政风乃至整个社会风气,中共中央政治局审议通过了"八项规定"。为了治疗男科疾病,北京中医药大学东直门医院男科李海松主任提出了男科"八项规定":不喝酒、不吃辣、不着凉、不久坐、不憋精、不憋尿、不忍渴、不压抑。

张先生是一名公司销售人员,两年前曾因下腹和会阴部胀痛不适一年求诊于东直门医院,经过一段时间的治疗,症状全部消失,满意而归。这次以往的症状突然又卷土重来,并且还增加了夜尿增多,会阴、睾丸部位的持续疼痛,让他坐立不安,张先生深知这是前列腺炎又犯了,曾饱受痛苦的他赶快来到医院就诊。经过详细的病情病史询问,张先生坦言，疾病痊愈后便不再重视，而且因工作需求，最近又开始吸烟饮酒，大量应酬，经常熬夜上网，昨天晚餐又食用麻辣小龙虾及冰镇啤酒，完全忘记了上次治疗过程中养成的良好生活习惯。经过李海松主任对其病史仔细的询问，诊断为慢性前列腺炎，并且明确指出，引起张先生前列腺炎的罪魁祸首先正是他的不良生活嗜好。

随着生活环境、饮食结构、生活方式的改变，男科疾病的发病率越来越高，但男性健康长期受到忽视。男性在日常生活遵守"八项规定"可以起到预防疾病、减轻病痛的作用。

1. 不忍渴

喝水有利于新陈代谢，加速炎症消退，可以减少肾结石、输尿管结石等泌尿系统的结石生成。长时间忍渴会造成尿液浓缩，刺激尿道，引起不适，甚至加重炎症。

2. 不憋尿

经常憋尿会使膀胱黏膜的抵抗力降低，使细菌有机可乘而造成感染，甚至影响肾功能。另外，长期憋尿，膀胱肌肉会逐渐变得松弛无力，收缩力量变弱，会出现排尿不畅和排尿缓慢。尤其是有前列腺增生的老年人如果长期憋尿，膀胱颈部和后尿道部经常处于充血、水肿状态，很可能诱发尿潴留。

3. 不憋精

在精液中有 30% 左右是前列腺液，60% 左右是精囊液，10% 左右是附睾液和尿道球腺液。如果出现炎症，腺体可能堵塞，影响正常分泌，造成分泌液的淤积，同时会进一步加重炎症。排精时，分泌腺的收缩会把阻塞的腺体冲开，并把已有炎症的物质排出。尤其是慢性前列腺炎、精囊炎的患者，适当的排精对炎症的消退是有好处的。另外，长期不排精，精液在生殖腺内储存时间过久，可使精子活力下降，导致不育。

4. 不压抑

现在社会生活节奏快，致使很多男性长期处于焦虑、抑郁状态。而男性的性活动与心理因素有很大关系，焦虑、抑郁的不良情绪会造成性欲下降、勃起功能障碍、早泄等情况的出现。

5. 不久坐

久坐者是慢性前列腺炎的高发人群，尤其是 IT 人士或司机。由于前列腺的特殊位置，久坐会压迫前列腺，造成前列腺充血肿胀、循环障碍、腺体堵塞，从而引起前列腺炎。另外，睾丸温度要比正常体温低 3℃ ~ 5℃，久坐会使局部温度升高，影响睾丸散热，从而造成精子活力或密度下降。建议坐 1 个小时左右就要站起来活动一下。

6. 不贪凉

寒冷可使人体交感神经兴奋，前列腺腺体收缩而导致排泄受阻，加重前列腺疾病。同时，着凉后可能会出现感冒、发热等情况，这也会加重前列腺疾病。

7. 不喝酒

酒精进入血液后可刺激前列腺组织，加重充血，影响腺体的正常分泌、排泄，引起或加重前列腺炎症。同时充血肿胀的前列腺也会压迫、刺激尿道，加重前列腺增生患者的尿频、尿急、排尿困难的症状。酒精还会降低睾酮的生成速度，引起男性体内雌激素增高，抑制精子的产生与发育，甚至影响勃起。

8. 不食辛辣

辛辣食物可直接刺激前列腺，使腺体充血水肿，从而加重前列腺及邻近器官如后尿道、输精管、附睾、精囊的炎症。辛辣食物会导致尿液中产生刺激性的物质，刺激尿道、前列腺，产生不适的感觉。因此，泌尿生殖系统有炎症的人应不吃或少吃辛辣刺激食物。

第三节

打草惊蛇

—— 检查手段的合理运用

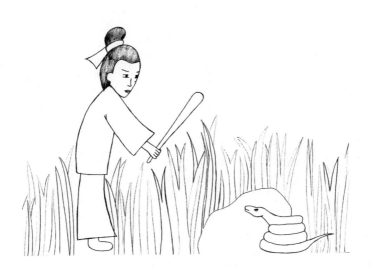

打草惊蛇，出自宋·郑文宝《南唐近事》："王鲁为当涂宰，颇以资产为务，会部民连状诉主簿贪贿于县尹。鲁乃判曰：汝虽打草，吾已惊蛇。"打草惊蛇，作为谋略，是指敌方兵力没有暴露，行踪诡秘，意向不明时，切切不可轻敌冒进，应当查清敌方主力配置、运动状况再说。正如有经验的上山采药之人常常使用竹竿打草，惊出隐藏在草中的蛇，以规避毒蛇的攻击。

战场上，敌方形势需打探清楚，而临床上同样需要"打草"，以明敌情。二胎政策实施后，各大妇产医院更加拥挤了，伴着这股"浪潮"，男性不育也受到了越来越多的关注。而其病因复杂，个体之间差异也非常明显，使治疗不易见到疗效。为了规避这些繁杂的次因，明确主要病因，李教授在制订治疗计划之前，首先为患者完善相关检查，正如打草惊蛇一样先疾病探清虚实，排除不育可疑病因，帮助攻克疾病。

使用打草惊蛇的策略，首先是明确"打草"所用的工具，对于我们而言，它不仅仅是前人留下的望、闻、问、切，更重要的是现代检查技术。针对不育症的诊治，李教授常用的检查有精液常规、阴囊 B 超、男性激素五项等，对于重度少弱畸形精子症的人还要检查一项 Y 染色体微缺失，其他检查会根据患者这些检查结果及其他具体情况给予患者建议。其次还要能用眼看到草里"蛇"的动向，知道检查结果的意义。

第一，最能反映男性生殖能力的一项检查——精液常规检查，它也是不育症必做的项目。

常常通过以下指标来反映精液质量：

1. 精液量

成年男性的精液量一般为 2～6mL，过多或过少都不利于受孕。

2. 液化状态

刚射出时呈凝固状，经 5～20 分钟变为稀薄的液体状态，这个过程称之为液化。如果超过 60 分钟还不液化，就会影响精子的活动，进而影响精子的受孕能力。

3. 酸碱度 精液的酸碱度一般在中性略偏碱，pH 值在 7.2～8.0 之间，过酸或过碱状态均不利于精子的存活和发挥生理功能。

4. 精子数 每毫升精液内起码要有数千万个以上的精子，如果精子浓度少于 $15×10^6/mL$，且精子总数少于 4000 万，就是处于精子过少状态，称之为少精子症，不容易受孕。

5. 精子活力检查 有活动能力的精子数目最好是在 40% 以上，其中能直线快速运动的精子才是最可能具有受孕能力的精子，而且是越多越好，一般应该在 25% 以上。

6. 成活率和畸形率 成活率要在 75% 以上，形态发育正常的精子要在 4% 以上，畸形精子最好不超过 85%。

7. 白细胞数量检查 精液里有无白细胞可以间接反映

局部是否存在感染和炎症，如附睾炎或前列腺炎，白细胞的数量越多越不好，正常情况下白细胞数量不应超过每个视野下 5 个或 $1×10^6/mL$。

此外，精液常规检查的结果很容易受到各种因素影响而出现波动，常见的因素有：①排精的时间间隔和地点。排精间隔时间越短，精子浓度越小，而排精间隔时间越长，精子浓度的增加不一定显著，但精子的活动力会下降。故一般建议在接受检查前的 3~7 天要禁欲。精液的一些特性是要在排出精液后立即进行观察的，所以理想的取精地点应该在实验室附近，以便"现采现验"。②取精方法和环境温度。最理想的取精方法是手淫法，并将一次排出的全部精液都送检，不应有所遗漏。环境温度对精液的检查结果也有一定的影响，尤其是在严寒的冬季，故应该将获得的精液放入怀中，使其保持在 20℃ 左右，并尽快及时送检。③实验室的差别。不同实验室、不同的实验员检验同一份精液也会有明显差别。一般临床要求初次就诊的患者应该连续进行 2~3 次的精液分析，间隔 1~2 周，才能保证化验结果的准确性。④其他：酗酒、吸烟、久坐、泡澡、着凉、熬夜、过度劳累等均会对精液质量造成影响。因而精液检查结果有适度波动是可以接受的，如果是首次检查精液，世界卫生组织建议检查 3 次，以减少精液质量波动带来的影响。但如果短时间内波动过大，一定要去往医院就诊，以免贻误病情。

第二，能反映男性生殖能力的另一项检查是生殖系统的影像学检查——阴囊 B 超。

精子的产生、成熟和运输都是在生殖系统中进行，如果生殖系统中某个环节出现问题，均可导致精液的异常。对于不育症的诊治，通过阴囊 B 超我们需要明确睾丸的发育情况，如无睾畸形、隐睾症、睾丸微石症等；附睾的大小、附睾内回声，若无回声可能提示附睾中无精子；输精管、射精管等有无梗阻，排除梗阻性无精子症；还有一些其他疾病如精索静脉曲张，虽然和不育无必然关系，但也可能影响精子的浓度和精子的活动率。通过阴囊 B 超，检查器质性改变对于不育症的诊断和治疗都有帮助。

第三，能反映男性生殖能力的另一项检查是内分泌系统的检验——男性激素五项，包括睾酮、雌二醇、泌乳素、黄体生成素、尿促卵泡素五项。

对于不育症的诊治，一般认为精子的启动和维持需要垂体分泌的 FSH 和睾丸间质细胞分泌的睾酮协同作用，其中睾酮起关键作用。正常生理情况下，机体通过下丘脑-垂体-生精小管轴和下丘脑-垂体-间质细胞轴的反馈调节，维持机体生精能力的相对稳定，任何环节的功能障碍都将导致睾丸功能紊乱，影响精子的正常生长发育和成熟。卵泡刺激素（Follicle-Stimulating Hormone，FSH）和促黄体素（Luteinizing Hormone，LH）的升高和降低均会影响精子发生，导致少精子症，甚至无精子症。所以说，男性激素可以在内分泌层次体现机体的生精能力。

除以上常用到的检查之外，对于重度少弱精子症和无精子症的患者，还要进行 Y 染色体微缺失的检测以查看有无遗传物质的改变。如果出现 Y 染色体微缺失出现，还可以根据结果制定之后的解决方案，控制精子生成基因（Azoos Permia Factor，AZF）缺失最为常见，但 AZFc 缺失患者尚存精子生成能力，总的来说有 60%~70%的患者可见精液或睾丸精子，罕见情况下可以在自然状态下遗传给其男性后代。部分 AZFc 缺失的少精子症患者，其精子浓度有进行性下降的趋势，最后发展为无精子症。因此对 AZFc 区域缺失的少精子症患者，可及早进行辅助生育治疗或将其精液冷冻保存。而 AZFa 缺失、AZFa+b+c 缺失类型两者表现完全无精子症，AZFb 和 AZFb+c 表现精子成熟障碍，都一般不建议行经皮睾丸精子获取术（TESE）诊治。

　　所以，诊治不育症先使用科学的检查方法以"打草惊蛇"探清虚实、明辨病因，制定合理的治疗方案，减少患者走弯路，方能事半功倍。一般思路是先检查 1~3 次精液常规，明确精液基本情况，若精液质量达标，可暂不予治疗，嘱患者让女方于医院就诊明确有无疾病，可行规律性生活备孕；若精液质量较差，表现轻度少弱精可检查男性激素和阴囊 B 超，以明确其他因素；若为重度少弱畸精子，或无精子症，在此前基础上可进行 Y 染色体的检查，必要时可进行睾丸活检寻找精子。最后需要注意在检查前应与患者充分沟通，讲明检查目的及风险，以减少不必要的误会。

第四节
反客为主

—— 在不育症治疗中，精索静脉曲张是客还是主

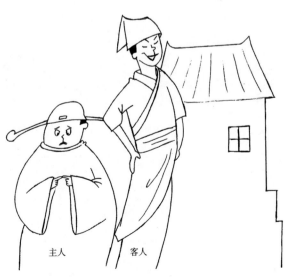

主人　　客人

反客为主意思是在日常生活里，客人与主人位置倒置，客人的行为、举止俨然是主人，而主人反而就了客位。此计在军事战略方面，往往反映在同盟军中，起主导地位的主盟者反被颇费心思的从盟方所支配、戏弄，从而陷入从盟者所设计的圈套之中。

20多岁的小张已经和女友谈了6年的恋爱，前不久这场爱情马拉松终于结束，两人修成正果，准备结婚。然而，婚检时却出现了问题。原来，小张有点轻微的精索静脉曲张，女友没觉得有什么，小张自己倒是很担忧，害怕会影响生育，于是四处求医问药，得到的意见五花八门，不知道应该何去何从。问来问去，来到了东直门医院男科，找到了李海松教授。李教授听完他的诉说，并没有直接回答，而是问他：知道什么是反客为主吗？见他还是一脸疑惑，李教授不慌不忙地做了如下解答。

精索静脉曲张是指精索的静脉回流受阻、瓣膜失效、血液反流而引起血液淤滞，导致蔓状静脉丛扩张、伸长、弯曲。症状性精索静脉曲张可有肾脏肿瘤、肾积水等原发病史；原发性精索静脉曲张可有男性不育史。病人站立时阴囊胀大，有沉重及坠胀感，可向下腹部、腹股沟或腰部放射，行走及劳动时加重，平卧休息后减轻。静脉曲张程度与症状可以不一致，有时伴有神经衰弱症状或性功能紊乱的症状。按照彩超和体格检查结果可分为 3 度。I 度：站立屏气时（Valsalva 实验）精索静脉出现曲张，其内径 0.20~0.28 cm，内有血液瘀滞，平卧位平静呼吸时，精索静脉曲张消失，叠加彩色多普勒（CDFI）未探见静脉血流反流信号。II 度：站立位时可见精索内静脉曲张，平静呼吸时静脉曲张缓慢消失，Valsalva 实验时其内径>0.28 cm 且 ≤0.36 cm ，CDFI 站立位时出现静脉内血流反流信号，用力屏气时，静脉内血流反流明显。III 度：平静呼吸时精索内静脉出现曲张，Valsalva 实验时曲张更为显著，其内径>0.36 cm，CDFI 在平静呼吸时即可出现静脉血流反流信号，深呼吸或 Valsalva 实验时，反流更为明显。引起症状性精索静脉曲张的原发病和症状如腹痛、贫血、血尿、盆腔肿块等。原发性精索静脉曲张无明显症状并有生育者一般不需手术治疗，伴有以下情况者须手术治疗：①有严重症状，经非手术治疗无效者；②有睾丸生精功能障碍，伴有睾丸萎缩并引起不育者；③同时伴有腹股沟疝或鞘膜积液者。精索静脉曲张合并男性不育者较多。精索静脉曲张使睾丸发生病理改变，影响精子发生，造成精子活动力下降，精子细胞形态上不成熟和尖头精子的数量增多。迄今尚无可靠的证据阐明其造成不育的机理，但认为与下列因素有关：

1. 曲张静脉内血液滞留，造成睾丸局部温度增高而影响精子发生。

2. 血液滞留影响睾丸的血液循环，使睾丸缺乏必要的营养供应和供氧而影响精子发生。

3. 左侧精索内静脉血液的逆流，将肾上腺和肾脏分泌的代谢产物如类固醇、儿茶酚胺、5-羟色胺等带到睾丸，固醇类可抑制精子发生，儿茶酚胺可使睾丸慢性中毒，5-羟色胺可引起血管收缩，引起不成熟精子过早脱落，引起男性不育。

4. 上述因素也能影响睾丸间质的内分泌功能，干扰精子发生。

5. 左侧精索静脉曲张也会影响右侧睾丸功能，两侧睾丸静脉血管有丰富的吻合，左侧血液中的毒素可以到右侧而影响右睾丸的精子发生。

其实，精索静脉曲张并没有那么可怕，大部分人都犯了主客颠倒的错误。诚然，精索静脉曲张是产生不良精子的危险因素，在没有症状表现的前提下，无生育需求或有生育需求但精液检查无异常的患者大可不必管它；若有生育需求且精液检查异常或表现有相应症状的患者可考虑保守或手术治疗。

李海松教授认为，精索静脉曲张多是血瘀所致，可引起阴囊内温度增高，甚至于影响到精子的质量，一定要明确是否精索静脉曲张性不育症：①经血管彩色超声检查左侧或双侧精索静脉管径≥0.2 cm，确诊为精索静脉曲张。②育龄夫妇有正常、规律性生活至少1年，未采取任何避孕措施，由于男方原因而未受孕者确诊为不育症。符合以上两项者即可诊断。无症状且不影响生育时无须治疗，有症状时可表现为阴囊坠胀，甚者青筋暴露，盘区成团，状若蚯蚓，久站、步行后症状可加重，平卧后可缓解或消失；睾丸或胀痛、窜痛，或刺痛、烧灼痛，烦躁易怒，或劳累则加重，休息后减轻，或少腹胀痛，伴面色晦暗，舌淡紫，或黯或紫黯，或有瘀斑点，苔薄等，脉涩或弦涩。治疗时应以活血化瘀为大法，用水蛭、土鳖虫等活血而不伤血的药物，临床疗效显著。

第五节
双管齐下
——男性不育症的多方位治疗

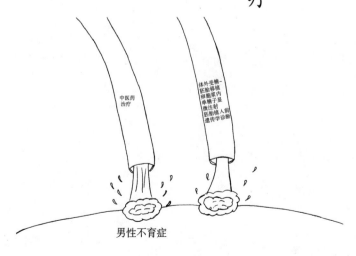

中医药治疗

体外受精—胚胎移植卵胞浆内单精子显微注射胚胎植入前遗传学诊断

男性不育症

双管齐下，原指唐代著名画家张璪画松树的方法，他手提两支笔，同时齐下，一支画生枝，一支画枯干。凡是看过他作画的人没有一个不佩服他双管齐下的本事。当时有人评论"张璪作画，真是双管齐下"。现代多用来指采用多种手段同时去做一件事情，获取最高效率的方法。这种方法在中医临床中十分常见，尤其是在治疗男性不育方面，比如夫妻同治、身心同治、中西药合用等。因为不育是一个病因复杂、病机不清、无明显特效药的疾病。临床上常常通过多种疗法相结合，如药物和手术、药物配合辅助生殖技术等。比如有精索静脉曲张的患者，可以手术后配合药物调理精子质量，一些重度稍弱精的患者可以一边口服药物，一边行辅助生殖技术等。这些都是临床上应用双管齐下的治疗方法体现。现在就临床上常见的运用方法跟大家分享如下。

一、夫妻同治

为什么要把夫妻同治列为第一位？那是因为男性不育患者的首要目的是解决生育问题。然而生育的问题又必须夫妻双方共同完成。不管是自然受孕还是辅助生殖技术都牵涉到双方共同参与。精子质量的好坏和女方卵子的优劣都对不育有着重要的影响，临床上常常遇到男方精子很好，但就是不怀孕，原因是女方受孕能力太差，要么是卵子发育不好，要么就是子宫内环境差等因素，导致不能受孕。同时，临床上也可以看到，丈夫的精子很差，甚至一些严重少弱精子症患者，照样能让妻子怀孕，这里面的原因很可能是女方受孕能力很强。这就是种子与土壤的关系，再好的种子遇到沙漠化的土壤也很难发芽，再不好的种子遇到肥沃的黑土地也有可能发芽。所以，临床上治疗男性不育症的时候，千万别忘了提高男方精子质量的同时，让女方也去查查，夫妻一起调理，往往治疗效果会更好。

二、身心同治

身心同治这个观点在很早就有学者提出来，其大意是在临床治疗中不仅要解决患者身体的疾病，还得兼顾心理上的问题，这在男科临床中非常常见。不管是哪个疾病比如前列腺炎、阳痿、早泄、男性不育等，都经常遇到一些患者有或多或少的心理问题，有些焦虑重，有些抑郁重。在男性不育患者中，很多男性秉持着"不孝有三，无后为大"的传统观念，当发现自己无法生育或生育障碍时，患者往往会出现严重的心理负担，如果不加以疏导，很可能会演变为心理疾患。在社会压力不断增大的环境下，身心同治越来越受到医学界的重视，很多医院设有心理门诊或心理咨询室，这可想而知社会心理问题的严重程度。因此，在临床用药中，经常会在一些补肾填精方的基础上，灵活加减应用疏肝理气、宁心安神的药物，达到身心同治的目的。

三、药物和手术治疗相结合

在男性不育人群中，影响不育的外科因素所占的比例虽少，但是临床上也会遇到。比如重度的精索静脉曲张、先天性的输精管缺如、后天性的输精管梗阻等，这些都是导致不育的因素。而且这些因素往往需要通过手术治疗，这就需要临床医生有一定的鉴别能力，尤其在判断梗阻和非梗阻性无精子症的时候，不然用再多的药物在一个先天性输精管缺如的患者身上都是无济于事，结果可想而知。但是有的人或许会问到，那这种患者还需要药物治疗吗？答案是：需要。因为虽然这些属于外科因素，比如精索静脉曲张患者，由于曲张的原因导致患者精子质量下降甚至无精子的人很多，所以我们经常会在给患者手术之后，运用补肾益精、活血化瘀的中药进行调理，促进生精功能的恢复。而在一些输精管缺如的患者中，这些患者往往只能通过显微取精的方式获取精子，我们也可以让患者在术前经过中药的调理，获得质量较好的精子。

四、药物和辅助生殖技术相结合

随着医学的发展，人类生殖辅助技术也在不断进步，从最早的人工授精到试管婴儿，经过了一个快速的发展。

继第一代试管婴儿体外受精-胚胎移植（IVF-ET）技术产生后，单精子卵泡注射（ICSI）、种植前基因诊断（PGD）等第二、三代迅速崛起，人类精子库的建设，微量冷冻精子技术的不断改善，以及显微取精技术的不断优化。这些技术着实解决了一大部分不育患者的难题。但是残酷的事实也同样摆在我们的面前，不管是试管婴儿还是人工授精，其妊娠率和活产率都不尽如人意。在一些国外的报道来看，目前中国和美国的辅助生殖技术成功率在世界排名前列，但是数据显示总妊娠率不到一半，随着年龄的增大，这种概率迅速下降到 20% 左右，活产率更是如此。因此，在选择辅助生殖技术之前，如果通过中药进行适当的调理，或许能够达到更好的效果。比如严重的少弱精症患者可以进行中药的调理，从而更好地获取优质的精子，配合辅助生殖技术的治疗，达到最满意的效果。

五、中西药相结合

现如今，临床药物治疗男性不育还是一个很棘手的问题，因为在国内外的不育治疗指南中均没有提出能治疗男性不育的特效药，这或许跟精子生成的周期长或者受外界影响因素多有关系，比如一场感冒能影响精子 1~2 个月，一次发热可能会影响半年。而中药治疗男性不育有一些疗效，但是作用机制也没有完全阐明。在这种情况下，运用中西医结合的方法往往能取得不错的疗效。比如针对睾酮低下的少弱精症患者常在补肾填精基础上配合一些提高睾酮的药物，如十一酸睾酮胶丸、睾丸片等药物。而针对低促性的少弱精症患者，还可以配合用一些他莫昔芬、氯米芬、尿促卵泡素等药物。尤其在弱精子症患者的治疗中，往往会加用一些促进营养代谢如左卡尼汀、辅酶 Q 等药物，抗氧化作用的维生素 E、C 等，改善微循环的如胰激肽原酶等。总而言之，男性不育药物治疗采取中西药合用比单纯西药或中药治疗效果更好。

第二章　不育症

第六节
以逸待劳

—— 如何科学备孕

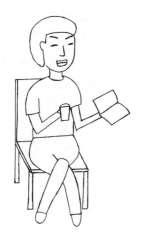

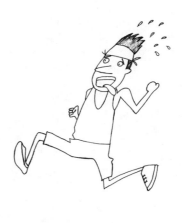

"以逸待劳"语出《孙子·军争篇》。在历代兵书和史书之中，对于以逸待劳这一理论的阐述和实例记载非常之多。如《孙子·军争篇》："以近待远，以佚待劳，以饱待饥，此治力者也。"古代"佚"与"逸"相通，意思是部队休整充分，精力旺盛。劳则与佚相反，是部队得不到休整，精力疲惫。以逸待劳的方法有许多，《孙子·虚实篇》："凡先处战地而待敌者佚，后处占地而趋战者劳。"抢先占领有利地形，是以逸待劳的一种方法。《南北筹兵论·上》说："闻之兵法，守者常逸，而攻者常劳，以逸待劳。"先实行防御，后发制人，也是以逸待劳的一种方法。但是，以逸待劳的待不是消极地坐等战机，而是充分发挥主观能动性去调动敌人，牵着敌人的鼻子走，让敌人疲于奔命，不断地消耗敌人，待敌人锐气尽消之时，再动手消灭他。因此，《孙子》说："故善战者，致人而不致于人。"

随社会生活习惯的改变，许多夫妻选择延后生育任务，待工作稳定、生活条件合适时再开始备孕，此时许多患者需求急迫，非常焦急，许多患者在尝试一两个月之后便急忙来医院检查，拿着一份检查报告，四处就医，此时正是需要明辨情况，对于其中一些患者就应该使用"以逸待劳"的策略。

小孙是一家公司的部门经理，在刚结婚时，小孙正值事业上升期，为把握住良好的机遇，和妻子一直采取避孕措施，未考虑生育问题。几年后小孙夫妻俩工作比较平稳，现计划在一年内生育一个孩子。夫妻双方在尝试两个月后，发现没什么结果。小孙的妻子到妇科检查，并未查出明显的异常。随后小孙便急急忙忙跑到男科来就诊，他的精液常规检查的结果中精子的活力和数量都基本达标，主要问题是精液不完全液化。在门诊上小孙对反复询问精液结果的影响，一再表现出焦急和不安。其妻子对小孙的检查结果也是不满，随后又把这两个月他们进行的努力措施，像吐苦水一样告诉了大夫。原来两人现在将生育任务放在第一位，妻子每日监测体温，预测排卵，丈夫平常进行禁欲，以养精蓄锐，两人待排卵期时，频繁性生活，并且在其他饮食起居上也是严格把控，感觉就像备战高考一样紧张。小孙也是神经绷紧，每次排卵期总是担心害怕，甚至有时不能勃起，现在对于精液结果存在一定问题，更是不知所措。

李教授用这一病例对我们讲，现在许多患者工作压力大，生活节奏紧凑，夫妻两人对于生育任务就希望像工厂程序一样，输入代码就指日可待，在备孕期间也是紧张焦虑，做了许多不必要的工作。但是生育并不是一个程序，没有完全肯定的结果。此时应该准确判断患者情况，为患者解释疑惑，给予患者明确的解决方法。如同小孙这样的病人，其精液常规从医学角度上看问题并不是非常突出，精子的活力、浓度和数量完全达标，仅有不完全液化这一项异常。我们先将患者病情向患者说明，再解释其原因、治疗及调护方式。如对小孙，我们需表明此结果大致达标，仅一项不完全液化异常，对生育有一定生育影响，但不会影响太大，更不会导致不育，精液不液化也很常见，多由前列腺炎导致，与生活习惯密切相关。注意调整生活方式，不要熬夜、久坐、忍渴，不要饮酒食辛辣，其次是规律性生活，积极备孕，最后可以采用药物辅助治疗。我们的目的是明确患者病情后解决患者焦虑的状态，不要让患者再进行疲劳无用且多余的备孕工作。

临床上存在许多男性不育患者，精液常规接近达标，甚至非常优秀，而在尝试一段时间不能使妻子怀孕后，男方情绪便表现得非常焦虑，对自己现状过于关注，对于结果又急于得效，更有甚者在各大医院检查诊治，盲目尝试各种治疗手段，最后甚至认为自己不能生育。对于这样精液基本达标的患者，无须过分的治疗，也不要加重患者心理负担，让患者产生更加焦虑的情绪，使患者频繁考虑自身疾病，最终导致夸大症状。此时我们要采用"以逸待劳"的方法，主要为患者分析、解释精液常规检查的结果，增加患者对自身生育能力的认识，解决患者心中疑虑。对于夫妻双方产生隔阂的情况，也应与患者的配偶进行解释，让双方解除焦虑的情绪，以一个轻松的心情去对待生育问题，自自然然去备孕，减少不必要的工作。

曾有例子：夫妻备孕多年未果，领养一婴儿后，成功怀孕，其实这并不是什么迷信传说，主要是因为夫妻双方在领养后，不再考虑备孕问题，情绪放松，状态调整良好，更容易怀孕而已。放松的情绪往往可以调节夫妻双方的内分泌等，使怀孕变得容易。所以解决患者焦虑情绪，有时比起用药更为有效，这就是"以逸待劳"，这不仅可以减少患者的花费和治疗的痛苦，往往也能取得满意的效果。

此外，以逸待劳并不代表夫妻二人在生活中什么都不注意。针对病情轻及其他在备孕的夫妻，生活方式同样需要调整，不要熬夜、饮酒、食辣，避免久坐、着凉。我们建议不要过度关注备孕事宜，可以不检测排卵，应该 3~5 天过一次性生活，规律备孕，因为如果排精的间隔小于 2 天，精液里面精子大多是发育未成熟的小精子，但大于 7 天又多为衰老精子，两者都不利于怀孕。其次，当然我们需要准确判断疾病，如果精液结果不理想，还应结合药物或其他方式治疗，不能盲目"以逸待劳"，延误病情。

第七节

无中生有

—— 不育症 " 无证可辨 " 时怎么办

"无中生有"出自"诳也，非诳也，实其所诳也。少阴，太阴，太阳"。本指没有却非说有，意指要在敌我双方对峙的情况下有意识地主动创造有利于我方的条件和时机，造成敌方的错觉，使之处于被动，受制于我，现形容凭空捏造。追根溯源，本计源于自中国古代哲学家老子《道德经》第四十章："天下万物生于有，有生于无。"老子揭示了万物有与无相互依存、相互变化的规律。中国古代军事家尉缭子把老子的辩证思想运用到军事上，进一步分析虚无与实有的关系，"无中生有"也因此被归纳为三十六计之一。

李海松教授在治疗男性不育时，也不乏使用"无中生有"的策略从而治愈疾病的案例，从临床常见的"无证可辨"的情况中独辟蹊径，提出了男性不育症的辨证、辨病、辨精、辨宏观、辨微观、无证可辨从虚瘀辨证的综合辨证理论体系，以及基于多因理论的男性不育症综合治疗理论体系来进行治疗。

小明是一名年轻力壮的帅小伙儿，娶了一位年轻美貌的妻子，他们二人幸福美满，是周围人羡慕的对象。唯一美中不足的是，小明和他爱人都十分喜欢小孩，拥有爱情的结晶也是他们夫妻二人一直以来的共同心愿。但他和爱人已经结婚三年了，他们二人夫妻感情很好，夫妻生活也十分和谐，期间一直未曾避孕，但好像妻子的肚子却一直都没有传来好消息。随着国家二胎政策的出台，他们许多亲朋好友都有了不止一个孩子，令他们二人更加心急如焚。经过重重的咨询和诊治之后，他们夫妻二人听朋友介绍来到了李海松教授的诊室，经过一番询问和检查之后，李海松教授表示小明的第二性征明显，双侧睾丸以及附睾也没有明显的异常，精索静脉也没有曲张，查精液常规：示精液量 3 mL，完全液化，浓度 $23.85×10^6/mL$，精子前向运动力 31.93%，精子总活力 38.96%，精子总数 $115.54×10^6$，正常形态精子 43.8%，白细胞 0~2/HP，除了精子活力和标准有略微细小差异之外并没有什么问题；男性激素五项和其他检查也提示均正常。询问中，小明的身体平日里也没有特别明显的不适，问及小明的爱人，得知其在妇科咨询检查后，医生说也没有什么问题。

"那到底为什么我们还没有成功怀孕呢？"在得知了这一结果之后，小明夫妇不禁发出了心中的令自己困惑已久的疑问。李海松教授耐心地解答道："由于男性生殖涉及的环节众多，因此病因十分复杂，甚至很多患者依据目前手段找不到病因所在，有报道表明，高达75.1%的男性不育患者仅表现为精液质量异常。男性不育往往是多种原因共同作用的结果，很难用单一原因进行解释，如地域差异、年龄因素、遗传因素、病原微生物、环境因素、肥胖因素、心理精神因素等多种因素交叉组合，都有可能造成男性的不育。"小明带着热切而又渴望的眼神追问道："那怎么办呢，有什么好办法么？""你先别着急"教授微笑着说道。接着，李海松教授继续详细地问诊道："小伙子平常做什么工作的，压力大不大？"小明答道："做金融相关的工作，天天面对电脑，压力不小。"教授接着问道："那你熬不熬夜呀？"小明不好意思地回答道："经常熬夜，工作需要嘛。"教授循循善诱地问道："那你平时有什么爱好么，抽烟喝酒吗？"小明回答道："抽烟，两天一包，喝酒有时候出去应酬，没办法避免。"教授的问题紧随其后："那你们夫妻生活的频率是怎样的呢？"小明略微有些羞赧地回答道："一个月三四次吧。"

李海松教授不疾不徐地说道："这样吧，我给你提出几点要求，每天减少面对电脑的时间，尽量不要熬夜，调整心态，别给自己太大压力，尽可能地放松心情，备孕期间就别再喝酒啦，烟也要少抽，尽量戒了，同时需要监测爱人的排卵期，排卵期前后隔日过一次夫妻生活。另外呢，我再给你开一些中药，你按时服用三个月左右，我们再看一下。你这样的情况怀孕的可能性还是很大的，好不好？""好，我一定按照您的要求去做。"小明爽快而坚定地答应了下来。之后，李海松教授给他开了一些活血化瘀、疏肝补肾的中药。连续治疗了两个多月后，小明和他的爱人终于如愿以偿，开心地拥有了人生中第一个宝宝。

其实，古代医家通过临床观察发现，采用男性患者的

69

临床症状和体征作为依据进行诊断，诸如"男子脾肾虚寒，饮食少思，发热盗汗，遗精白浊，真气亏损，肌体瘦弱等"，这样可以大大提高男性不育症的诊治效果。因此，这种方法逐渐为广大医家所接受，成为男性不育症辨证的主流方法。然而，从现代男性不育症治疗的临床角度来看，虽然临床症状在该病辨证过程中具有不可替代的作用，但是临床上某些患者的症状和体征并不是十分明显，甚至无证可辨，如 Y 染色体微缺失导致的不育，患者本身无明显症状和体征，往往通过 Y 染色体微缺失检测才能发现病因。由此可见，虽然对于男性不育症的辨证古代医家的认识为现代治疗打下了坚实的基础，但是古代医家所总结的辨证方法与现代医学体系并不十分契合，因此，我们应该取其精华去其糟粕，结合新的中医学辨证理念对男性不育症进行准确辨治。此外，临床上经常可以见到和小明类似的无证可辨的男性不育患者，此类患者除可能某项检查指标异常外身体无任何不适，此时无法从传统辨证角度对患者进行明确治疗，面对这种情况，就要纠正患者平日不良的生活习惯，改变患者的心态，适当指导夫妻生活，治疗上应该从导致男性不育的重要机制——肾虚和血瘀的角度出发，采用从虚从瘀论治，临床上往往就可以收到良好的效果。

总之，男性不育症严重危害男性健康，同时影响家庭和谐与幸福，正越来越受到人们的关注。对男性不育症的诊治，李海松教授结合多年的临床实践经验，创造性地提出了男性不育症的辨证、辨病、辨宏观、辨微观、无证可辨从虚瘀辨证的综合辨证理论体系，以及基于多因理论的男性不育症综合治疗理论体系，给予患者健康的备孕生活指导，这样才能在临床上取得满意的疗效。

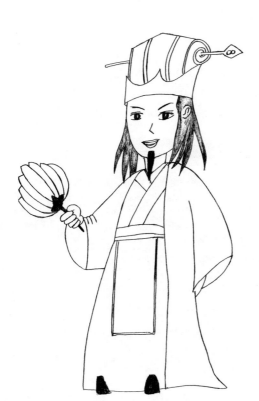

第八节

运筹帷幄

——治疗不育症应"微调阴阳"

运筹帷幄，"夫运筹帷幄之中，决胜千里之外，吾不如子房"。运，运用。筹，算筹，引申为策划。帷幄，军队的帐幕，指拟定作战策略，引申为筹划、指挥。运筹帷幄指在军帐中对全局作出部署，常指在后方决定作战方案；也泛指主持大计，考虑决策。运筹帷幄表示善于策划用兵，指挥战争。一个运筹帷幄的人，必须胸怀大志、眼光敏锐、能够随机应变，对敌我双方的实力对比、战局变化了如指掌，并善于把握时机，果断出击。同时要有大局观和对局势的准确预见力。

李海松教授在治疗男性不育时，也尤为注重"运筹帷幄"，对治疗方案成竹在胸，因而能够治愈疾病，在临床遇到男性少弱精子症等情况时，随机应变，微调阴阳，遵"善补阳者，必于阴中求阳，则阳得阴助而生化无穷；善补阴者，必于阳中求阴，则阴得阳升而泉源不竭"之古训，往往能收获奇效。

小杨今年31岁，一直从事IT行业，结婚3年，一直未育。夫妻二人四处求医，花费不菲，然而未果。经朋友介绍，来到李海松教授的诊室，希望寻求李海松教授的帮助，能够拥有二人的爱情结晶。李海松教授进行了详细的问诊，首先就问到小杨夫妇已经多久没有采取避孕措施了，小杨回答说他们结婚后一直都没有采取避孕措施。李海松教授紧接着问道:"夫妻生活正常么?"小杨回答道:"我们俩婚后夫妻生活十分和谐。""那你爱人身体情况怎么样呀?"教授追问道。小杨表示爱人不久之前也进行了全面的检查,并未发现有什么异常。李海松教授在看似简单的提问中提示我们,治疗不育要注重夫妻同调。李海松教授认为男女双方共同组成一个完整的生殖单位,就好比种子和土地的关系,在治疗中,我们不光要保证种子的优良品质,即男性生殖能力的正常,更要在治疗中强调夫妻同治,与此同时保障土地的肥沃,这样种子才能够顺利地生根发芽,苗壮成长,取得理想的临床疗效,这也是"调和阴阳"极为重要的条件。

小杨在问诊过程中也表示自己工作繁忙,生活压力也不小,常常面对电脑,也经常熬夜,作息不规律。李海松教授表示,由于现在生活环境环境、心理、社会等因素的影响,越来越多的年轻人出现生育能力下降,不育症已成为全球性难题。男性的精子其实十分脆弱,极易受到外界因素影响,喝酒、熬夜、泡温泉、辐射、久坐、外感发热等都会对精子质量造成不同程度的损害,甚至连一个小小的感冒都对精子危害不小,如果体温超过38.5℃,对于精子的影响则可能超过半年。而临床上药物使用不当,同样会影响精子。具体用药时,无论是温阳或滋阴均不可过于峻猛,应温阳不过热,养阴不过寒,否则会适得其反。如果过用温阳药物,则精液黏稠,精子数量下降;如果过用养阴药物，则精子活力和成活率降低，同时精子数量也会下降。临床研究表明，男性不育症病位在肾，其中又以肾阴虚为多见，同时常常受情绪、饮食等因素的影响而累及肝脾，兼夹瘀滞、湿热，形成复合证型。

中医学认为，男性不育症主要是机体阴阳的失调，特别是肾的阴阳失调。李海松教授认为，"阴平阳秘"是人体阴阳平衡的健康状态，通过治疗使阴阳平衡即可。在临床上，李海松教授在微观辨证与宏观辨证相结合的基础上提倡"微调阴阳"，将现代科学技术成果纳入中医学辨证体系，同时注意患者细微的体征变化，在临床上配合精液常规、免疫、内分泌、细胞遗传学等检查来辅助分类诊断，例如，从生理角度讲，生殖系统属水属阴，但在精液常规的检查中，精液量的多少、精子数量、精液是否能够顺利液化等，主要与中医学所讲的"阴津"有关，为阴中之阴；而精子的活动力、成活率等则主要与肾气相通，属阴中之阳。只有阴阳协调，阴阳两方面才能够彼此调和，利用现代的手段给中医学诊疗提供了依据，为提高疗效确立了基础，弥补了中医学四诊的不足，因此，李教授在临床上治疗男性不育症时才能够得心应手。

对于男性不育症的临床治疗，李海松教授紧紧抓住"微调阴阳"这一原则，并视情合理遣方用药，用药时清补并用，避免峻补、滥用、久服，温阳不用桂附，清热不过用寒凉，具体用药以"左右中和，六五四二"为核心。

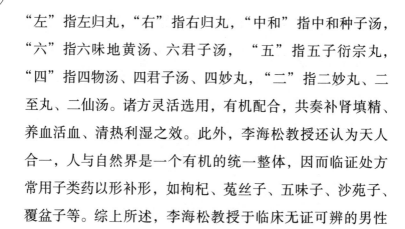

"左"指左归丸，"右"指右归丸，"中和"指中和种子汤，"六"指六味地黄汤、六君子汤，"五"指五子衍宗丸，"四"指四物汤、四君子汤、四妙丸，"二"指二妙丸、二至丸、二仙汤。诸方灵活选用，有机配合，共奏补肾填精、养血活血、清热利湿之效。此外，李海松教授还认为天人合一，人与自然界是一个有机的统一整体，因而临证处方常用子类药以形补形，如枸杞、菟丝子、五味子、沙苑子、覆盆子等。综上所述，李海松教授于临床无证可辨的男性不育症中，将微观与宏观辨证相结合，在此基础上注重"微调阴阳"的治疗原则，用药谨慎，辨证准确，胸有成竹，因此效果往往令人惊喜。

最后，李教授还特别提醒小杨，精子的生成要经过两个多月，这就使得男性不育症的治疗周期比较长，临床上一般以 3 个月为一个疗程，所以一定要坚持服药。治疗期间还要严格遵守男科的"八项规定"——不喝酒、不吃辣、不久坐、不着凉、不泡澡、不憋精、不吸烟、不压抑，才能达到最佳治疗效果。

第二章

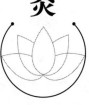

前列腺炎

第一节
偷梁换柱
——前列腺炎的诊疗策略

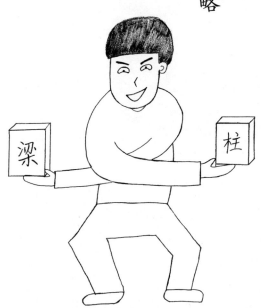

"偷梁换柱"语出《太公史记》中关于殷纣王"换梁易柱"的传说，原文为"频更其阵，抽其劲旅，待其自败，而后乘之，曳其轮也"。比喻暗中玩弄手法，以假代真，原意是说好比拖住了车轮，车子就不能运行了。己方抽其友方劲旅，如同抽出梁木，房屋就会坍塌，于是己方就可以控制他了。李海松教授认为，前列腺炎往往会给患者带来极大的痛苦，患病愈久，患者对治愈的信心越小，对疾病的恐惧越大，患者就好像将自己锁入前列腺炎这个疾病的囚牢之中。李海松教授认为，这个囚牢看似可怕，但其实它是被患者本身心理上的恐惧和不自信支撑起来的纸老虎，只要重建患者的自信心，给予患者治愈的希望，就等于抽出了前列腺炎这个囚牢的梁柱，之后的治疗就会事半功倍。

那么问题来了，要怎样重建患者的自信呢？李海松教授认为男科医师应该树立起病人心中正确的疾病观。男科疾病是典型的生物-心理-社会医学模式的疾病，生理原因如先天雄激素水平低或遗传缺陷等可导致机体功能下降，心理问题如心情不好、焦虑抑郁等影响疾病发生与发展，另外男科疾病的发生发展、预后转归也与社会环境因素息息相关，无论是房贷还是婆媳关系，或者是工作压力都会通过心理机制对男科疾病的治疗产生影响。

李海松教授强调，"这跟患者的疾病观有很大关系"。

中国人普遍的就医心态是，疾病很急、很要命的时候，就急功近利，希望立竿见影；如果疾病不致命，可能痛苦时会着急，医生建议不能喝酒、不能吃辣椒、不能久坐，很"听话"。但不疼的时候就好了伤疤忘了疼，因此，正如李海松教授所感慨："危害因素持续存在，效果能好吗?!"

此外，男科疾病诊疗现状不乐观，也与患者不科学的"期望值"有关，患者都希望能"断根，永不复发"。李海松认为，这个想法是错误的。

李海松强调"很多男科疾病能够治愈或者临床治愈，比如前列腺炎，但治愈后可能再次发生，此时不能说是'复发'。勃起功能障碍也可以临床治愈，但用'除根'也是不科学的"。就像最普通的感冒这次治愈后，不可能说此后永不再得感冒，更不能说下一次感冒是"复发"。

特别是对于前列腺疾病的认识，李海松教授认为常将前列腺炎比作男人特有的"感冒"，这是因为前列腺炎与感冒有着而非常多的相似之处，主要包括以下几个方面：①病因：都与生活方式存在密切关系，比如着凉、太疲劳了、喝酒了，这个时候容易感冒。前列腺炎也是这样，前列腺炎大多数也是与生活方式有关，经常加班，经常熬夜，太疲劳了，再加上对前列腺局部的压迫，吃辣椒的，喝酒，容易感冒，嗓子容易痛，容易出现上火，也容易出现前列腺炎，像喝水少。②诊断：对于前列腺炎和感冒来说其诊断主要是依靠症状，说感冒了，能化验出来感冒吗？查不出来，感冒化验是化验不出来的，就是说嗓子痛了，咳嗽了，吐痰了，发热了，全身肌肉酸痛的症状，感冒了，没有细菌感染的迹象，前列腺炎是出现了尿频、尿急了，或者是出现了其他的症状，不用看他的前列腺液就可以诊断。③治疗：前列腺炎和感冒主要是对症治疗为主，主要是缓解症状为主，说发热了用退热的，疼痛了用止痛的，并不是针对感冒病毒感染的，而前列腺炎也是这样，前列腺炎很多都是采取综合治疗，排尿困难的用 α 阻滞剂，感染了用抗生素，性功能出现问题了用上治疗性功能的药。同时如果前列腺炎和感冒症状较轻的话，都可不用治疗，通过调整生活方式就可以自愈，多喝水，休息一段时间，症状可能就消失了。④预后：前列腺炎和感冒的预后都比较好，感冒来说，除非合并了其他的情况，比如说一个年龄很大的老人，开始是感冒，后来又合并肺部感染了，可能是致命的，但一般预后应该说比较好。所以，治愈和除根是两回事，需要科学解读，"复发"这个词也不利于患者的治疗，应该慎用。

　　当然，男科疾病中，一部分能治愈，一部分能缓解，一部分能减轻，也有的是"没有办法"的，尤其是生活方式或职业性质造成的，比如出租车司机的疾病危险因素不能消除，治疗就不会乐观，而且这也不是一个人、一个单位、一个医生可以解决的。

第三章　前列腺炎

第二节

金蝉脱壳

——单纯精液不液化的治疗策略

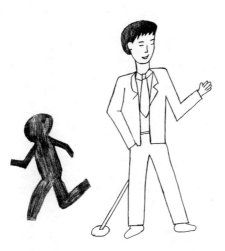
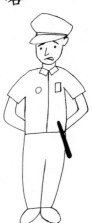

"金蝉脱壳"原意是寒蝉在蜕变时，本体脱离皮壳而走，只留下外壳还挂在枝头。此计用于军事，是指通过伪装摆脱敌人，撤退或转移，以实现我方的战略目标的谋略。稳住对方，撤退或转移，绝不是惊慌失措，消极逃跑，而是保留形式，抽走内容，稳住对方，使自己脱离险境，达到己方战略目标，己方常常可用巧妙分兵转移的机会出击另一部分敌人。原指战国时期孙膑装疯卖傻从魏国庞涓的软禁中逃离的故事。

　　李海松教授使用"金蝉脱壳"策略治疗男科疾病，经常能够收到满意的效果。小张是一名 IT 职员，结婚已经快两年了，也没有采用避孕措施，可是妻子就是怀不上孩子，双方父母都跟着着急起来了。小张的母亲李阿姨在北京卫视养生堂节目看到了北京中医药大学东直门医院男科主任李海松教授，觉得李教授医术高明又和蔼可亲，就决定带着小张去试一试。

　　李海松教授详细地询问了小张的情况，让小张先做了相关的一些检查，除了精液不完全液化这项，其余的结果都在正常范围。小张就不明白了，一个单单的精液不液化就能导致不育吗？看到了小张的困惑，李教授开始耐心得为他讲解。

　　精液的液化，一般正常的人，正常情况下应当在 30 分钟之内就完全液化了。如果因为环境温度的下降，且是正常的体温 37℃ 左右，液化时间可能会稍长一些，但无论怎样长，它也不能超过一个小时。如果超过了一个小时，而这个精液仍然没有液化，那就肯定是有问题了，就可以说是精液液化不良，或者是精液液化延迟。我们医学上应当说精液不液化是有点儿绝对了，应该说精液液化延迟症或者是精液延迟液化症，不是绝对不液化。比如说一个小时不液化，你看 10 个小时就液化了。但是在正常的生理过程当中，即使 10 个小时能液化，也没有受精能力。

从临床上来看，男性精液不液化的发生率越来越高，其中前列腺炎特别是慢性前列腺炎是主要原因。这是为什么呢？首先我们要知道精液的组成成分有哪些。正常的精液主要由四部分组成的，前列腺液、附睾液、精子、精囊腺产生的精囊液。一般来说，前列腺液占 30% 左右，精囊液占 60% 左右，还有 10% 左右是附睾液和精子。这几部分在后尿道会合，然后经过尿道射出，进入女性的阴道。进入女性的阴道以后，正常的情况下，它应当在 30 分钟之内液化。精液只有液化了，精子才能从精液中跑出去，才能穿过子宫到达输卵管，与卵子结合。为什么精子射出以后是不液化的呢？正常情况下在精囊腺中会产生促进精液不液化的一种物质，这种物质的作用就是让精液是相对不容易液化的，可以保护精子不容易流失，还可以防止其他物质对精子的损害。而前列腺产生的一些物质的作用是相反的，这些物质能够促进精液液化的物质，其主要的成分是蛋白水解酶和酶。这些酶不是在精液射出去后马上就起作用的，需要经过一段时间，正常的生理情况下，精液接触了女性的阴道壁以后才能被激活，这些酶被激活就会发生促进液化的作用。那么在病理的情况下，比如有慢性前列腺炎，前列腺的分泌功能受到损害，那么这些物质促进精液液化的能力下降，就会出现精液液化的时间延长。所以，就称为精液不液化，或者叫精液液化延迟。精液不液化可以影响生育，好像一位长跑的运动员如果把他粘在泥浆中、在沼泽地里是跑不快的，达不到目的地的。随后，李海松教授为小张制定了详细的治疗方案，小张定期复查，定期就诊，按时服药。果然，几个月后，小张来门诊向李海松教授报喜了。

李海松教授认为，脾为后天之本，主运化。脾可以把饮食水谷转化为水谷精微和津液，并将其吸收、转输到全身各脏腑。脾气亏虚，运化水液的功能障碍，体内津液代谢失常产生痰饮水湿。痰湿阻滞精室络脉，导致精液黏稠，精液不能完全液化。随着现代工作节奏的加快，生活方式的转变，许多人经常暴饮暴食，过食肥甘厚腻辛辣之品，贪凉饮冷，滋生痰湿。湿为阴邪，致脾阳受损，湿阻中焦，困遏脾阳，脾失健运不能运化内湿，湿邪凝聚成痰，郁久化热，进而阻滞精室络脉，引发精液不液化。

前来就诊的男性不育患者不少都是 IT 精英。这些人长期工作在计算机旁，无形中承受着计算机带来的辐射，从而可能导致精液质量异常。长时间过度思虑，脾气受损，运化失职，进而导致津液内停而化为湿浊。加上久坐压迫前列腺，前列腺充血引发慢性前列腺炎，从而导致精液不液化。IT人士作息无规律，经常不分昼夜地工作，不能按时休息，工作压力大，长期处于紧张状态，很容易产生抑郁、烦躁、焦虑等不良情绪，波及肝脏，肝失疏泄，气机郁滞不畅，形成痰湿水饮等病理产物。气行则血行，气滞则血瘀。肝失条达之性，肝气郁滞不通，导致精室络脉瘀阻，引发精液不液化。男性不育所见之瘀包括"精瘀""血瘀""冲任之瘀"。男子精路不通，脉络瘀阻，常与冲任之瘀有关。因此，精液不液化导致的不育多为虚实夹杂，本虚标实，脾肾亏虚为发病之本，中焦湿阻、肝郁血瘀是发病之标。

治疗精液不液化导致的不育应将补肾填精贯穿始终，并根据病机采取健脾升阳，化湿清热，或疏肝补肾，活血化瘀。病情较重者配合栓剂外用，疗效显著。如此一来，就如金蝉脱壳一般，有问题的"种子"变成了好"种子"。新的生命自然也就应"孕"而生了。

第三节

声东击西

——前列腺炎的疼痛为什么会转移？

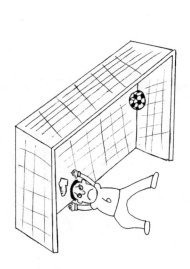
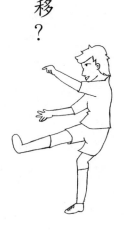

声东击西，出自《淮南子·兵略训》，即"故用兵之道，示之以柔而迎之以刚，示之以弱而乘之以强，为之以歙而应之以张，将欲西而示之以东"。原意是表面上或口中叫嚷着要攻打这里，实际上却攻打那里。它是指用假象让敌人产生错觉从而出奇制胜的一种谋略，在进攻方向上示假隐真，达成以实击虚的目的。此计在我国源远流长，以捉摸不定、变化莫测著称。

其实，这个计谋不仅可见于军事斗争中，临床上也是屡见不鲜，更有意思的是，此计不仅人会用，某些疾病的治疗同样会用。20多岁的小赵是一家外企的普通职员，别看工资不高，事儿可真是不少。平时上班时整天坐在电脑前写文件也就罢了，回到家里还要熬夜做企划案，每天都睡得很晚，再加上经常出去喝酒应酬，刚工作不久就开始出现腰酸背痛、睾丸疼痛等症状。腰酸背痛就算了，肯定是长期劳累，职业病呗。小赵认为睾丸疼痛是需要去看看医生的，就在泌尿外科门诊经医生检查开了些消炎药，可效果并不显著。因为疼痛很轻微，小赵也就听之任了，谁知没过多久，排尿也变得困难了，排尿次数增加同时总是有尿不尽的感觉……这下子小赵可真是慌了神，自己的各种症状越来越严重，这样下去可怎么办？工作没有动力，整体闷闷不乐。通过多方打听，慕名找到北京中医药大学东直门医院男科的李海松教授寻求帮助。李教授仔细询问病史后告诉小赵，他这是慢性前列腺炎。小赵很是困惑，我是睾丸疼痛啊，怎么会是前列腺炎呢？

为了方便小赵理解，李教授做出了以下解释：慢性前列腺炎，无论是细菌性还是非细菌性，有相当数量的患者临床表现有慢性前列腺炎的典型症状，如排尿结束后有滴沥不尽的感觉，或者会滴沥出一些尿液；尿道口有"滴白"现象，也就是经常在早晨起来发现尿道口有稀薄水样分泌或较厚稠的乳白色黏液粘着，或者是大便及排尿结束后尿道口有白色液体滴出；经常感觉会阴部不适或外生殖器及肛门部胀痛等。

除此之外，慢性前列腺炎还是声东击西的高手。部分慢性前列腺炎患者症状并不典型，可能会出现一些似乎与前列腺炎毫不相干的症状，如不明原因的倦怠、性欲减退、早泄、射精疼痛、阳痿、血精、血尿、尿频等。有些前列腺炎患者最初并无相应的前列腺方面症状，而是出现腰痛、睾丸疼痛等症状，一般可分为三个方面：

第一类是前列腺疼痛症状。主要表现为腰背酸痛，会阴、小腹部、双侧腹股沟区、睾丸、肛门等处有轻微疼痛、坠胀不适。在临床上发现有些青年患者，因腹痛待查在内科按肠胃病治疗，这样的治疗结果必然是无效，甚至有可能贻误病情。

第二类是泌尿系症状。主要表现为排尿困难，如排尿费力、排尿时间延长、排尿不净、尿线变细、尿流中断，甚至呈点滴状或排尿不出等。临床上发现，有的患者因有轻度膀胱刺激症状而就诊，按泌尿系感染治疗却长期无效，延误最佳治疗时机，影响最终的治疗效果。

　　第三类是性功能障碍症状。主要有阳痿、早泄、遗精、不育症等。一些性功能障碍患者听信广告宣传，以为都是因为自己肾虚才会出现这些问题，于是盲目服用助肾阳、补肾精之类的药物，反而加重了病情。

　　听完这些，小赵大致明白为什么自己睾丸痛却被诊断为慢性前列腺炎了，但是对前列腺炎"声东击西"的原理还是不太明白，于是李教授进一步解释。前列腺神经分布广泛，一些支配睾丸、阴囊、会阴及腰骶部的神经都与前列腺相连。前列腺出现炎症时，与前列腺有联系的神经分布范围都受到影响，使睾丸等其他器官出现反射性疼痛。其中，盆骶疼痛的表现尤为复杂，疼痛一般位于耻骨上、腰骶部及会阴部，放射痛可表现为尿道、精索、睾丸、腹股沟、腹内侧部疼痛。向腹部放射酷似急腹症，沿尿路放射酷似肾绞痛，往往导致误诊。前列腺的慢性炎症还可导致精液不液化，使得女方不能正常受孕，影响生育。临床上很多慢性前列腺炎的患者都是因为睾丸、会阴疼痛或精液不完全液化而前来就诊，由此可见慢性前列腺炎声东击西运用之高明。

　　在对慢性前列腺炎的诊断上，李海松教授指出应以症状诊断为主。目前常用的前列腺诊断检查不外乎前列腺直肠指诊、前列腺液常规检查和前列腺液病原体培养与药敏实验几种。其中又以前列腺直肠指诊和前列腺液常规检查为主。直肠指诊可以明确前列腺炎的大小、质地或硬度、中央沟有无变浅或消失、表面是否光滑、有无结节、有无波动感、有无触痛及其程度、表面充血等情况，是进行临床诊断的重要手段之一，然而有相当一部分患者拒绝接受这种检查，影响了其应用的广泛性。前列腺炎常规检查可通过检查卵磷脂小体、红细胞、白细胞或脓细胞的数量来判断前列腺是否发生炎症及其程度，有助于前列腺炎的临床诊断。但需要注意的是，偶尔的感冒发热、长期憋精等亦会造成前列腺液中的白细胞数量升高，如果仅以此检查来诊断慢性前列腺炎的话不免有失偏颇。李海松教授认为，正确的做法应该是只要出现了相关的症状，排除了其他疾病之后，就可以诊断为慢性前列腺炎。

治疗策略上，李海松教授认为慢性前列腺炎湿热蕴结、气滞血瘀证最常见，近年来肝气郁结的患者也逐渐增多，临床上多见复合证型，治疗时应或补肾清热利湿，或补肾活血通络，或清热活血化瘀，或补肾疏肝通络。抓住肾虚、湿热、肝郁三个基本环节，分清主次，权衡用药，久病当气血同治，理气活血通络。

李海松教授告诫广大患者，慢性前列腺炎初起症状很轻微，甚至可能会表现为看似不相关的症状，这时一定不要放松警惕，不要中其声东击西之计，排除其他脏腑疾病及外伤后，及时到男科诊室就诊，不然长此以往可能对男性的性功能和生育功能有一定影响。如果治疗不当，还可能出现不同程度的焦虑和抑郁，甚至出现阳痿、早泄等。

第四节

借尸还魂

——前列腺炎为何会反复

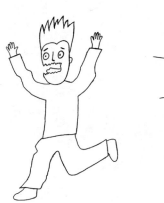
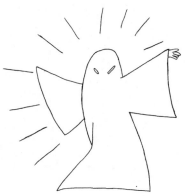

借尸还魂计名源于铁拐李得道成仙的传说，过去迷信的人认为人死后，灵魂可附着于别人的尸体而复活，后用以比喻已经死亡或没落的事物，又假托别的名义或以另一种形式重新出现。用在军事上，是指利用、支配那些没有作为的势力来达到我方目的的策略。在男科疾病中也有善用借尸还魂者，由于患者的疏忽，给了其可乘之机，使其重新发作，反复给患者带来痛苦。

患者王某，45 岁，大货车司机，由于长期久坐，八年前就出现过小便时小腹痛，偶有尿痛，于当地卫生院就诊，未明确诊断，服用消炎药前列舒冲剂，无明显效果，后来症状消失了，近年来偶有发作，由于没有引起足够的重视，再加上于工作繁忙，老王就没有继续寻医问药，现在出现尿频、尿急、尿等待现象，有点儿承受不了，来到了我科就诊。由于疾病的反复折腾，加上工作的压力等，老王出现了抑郁焦虑状态，精神紧张，夜间容易醒，晨起感觉疲倦。李海松教授诊断其为慢性非细菌性前列腺炎，患者现在除了身体上的疾病，精神上也有很大压力，因此应该药物治疗结合心理疏导，让患者自己也注意调整情绪。

前列腺炎为何会反复发作呢，正如在前面章节所提到的，李海松教授将前列腺炎比作是男人特有的"感冒"，既然是"感冒"，一旦日常生活中稍有不注意便会发生。但也正因为是"感冒",所以正规治疗再加上生活方式的调整,前列腺炎的相关症状是完全可以改善甚至是消除的。

前列腺炎的病因十分复杂,其发病机制目前尚未完全阐明。对于慢性非细菌性的前列腺炎所引起的疼痛,中医学认为属于不通则痛,不容则痛。局部气血运行不畅或失于濡养均会导致前列腺炎,产生相关症状。而导致气血运行不畅的原因有很多,大多与我们自身和生活习惯密切相关,主要有:①情志。前列腺炎患者很多都伴有焦虑、抑郁。对此中医学认为,肝主疏泄,喜条达恶抑郁。巨大的工作压力、复杂的人际关系等会导致抑郁焦虑,使肝主疏泄的功能异常,肝气郁结,气机不得条达舒畅,其滞或在形躯,或在脏腑。因此,临床上以情绪抑郁、悒悒不乐以及胁肋胀痛等气机郁滞之候为特征,且每当太息、嗳气之后略觉舒缓。气滞又会进而导致血瘀,因此出现疼痛等不适症状。②饮食。喝酒、经常吃肥甘厚腻之品,导致脾胃的运化功能失常,水湿内停或痰饮内生,久而化热,湿热之邪内停,阻碍气机,影响气血的运行,进而出现不适。③久坐。临床常见的很大一部分前列腺炎患者,工作过程中都需要久坐,再加上憋尿等影响气血运行,进一步导致血行不畅。④外感邪气。由于外感邪气,导致邪阻气机,进而影响气血运行。

慢性前列腺炎每次发作出现的症状也可能不尽相同,腰酸背痛,会阴、小腹部、双侧腹股沟区、睾丸、肛门处有轻微疼痛、坠胀不适，还有排尿不适，出现尿频、尿急、尿不尽等症状，还会导致生殖系统的病变，出现阳痿、早泄、不育症等。这些症状会单独出现，也可能同时出现。

由于前列腺炎的发病是由精神因素、免疫功能紊乱、内分泌功能紊乱等因素相互影响的结果，前列腺炎以排尿不适和盆腔周围疼痛为主要症状，通过前列腺炎的流行病学调查，慢性前列腺炎以气滞血瘀证型最多，气滞血瘀贯穿前列腺炎的始终。对此，李海松教授提出前列腺炎应从瘀从络论治，治疗时活血化瘀贯穿治疗始终，同时配合补肾、清利湿热、补益气血等方法综合治疗

为了使前列腺炎治愈后不再发作或者说尽可能减少其发作次数，前列腺炎患者应当积极做好相应的预防：①治疗过程中要谨遵医嘱，按时按量服用足够疗程的药物，以达到最佳的治疗效果。②要养成良好的生活习惯，对此，李教授告诫广大患者要严格要求自己，遵守男科的八项规定：不喝酒、不吃辣、不久坐、不着凉、不憋尿、不憋精、不忍渴、不压抑。同时要加强体育锻炼，提高自身的身体素质，提高抗病能力。

前列腺炎的复发给患者带来的不仅有身体上的不适，还有精神上的压力和反复就医带来的经济负担，因此，李教授告诫广大患者，要养成好的生活习惯，做好预防工作，尽量不给其还魂的可乘之机。一旦其复发，要及时就诊，不让其发展壮大，尽早消灭。

第五节
出奇制胜
——慢性前列腺炎从瘀论治

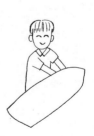

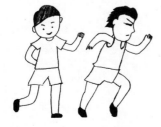

"出奇制胜"是《孙子兵法·势篇》中的一种战术谋略，原指作战时运用奇兵，取得速胜，泛指用新奇的、出人意料的办法获胜。《孙子兵法·势篇》中讲的是："凡战者，以正合，以奇胜。故善出奇者，无穷如天地，不竭如江河。"以正合、以奇胜，讲的是正面的军队与侧面的军队互相配合，变化运用，使敌人无法应战，往往出奇制胜，获得别人料想不到的收获。

　　在临床诊治慢性前列腺炎时，李海松教授经常使用"出奇制胜"的计策，将正面和侧面策略相互配合变化运用，以求更快、更好的疗效。小王从事 IT 行业，每天面对巨大的工作压力，经常在熬夜加班之后出现会阴和大腿根部的隐隐作痛，频繁加班后，疼痛明显加重，到门诊就诊时，甚至不能安坐。李教授通过病史和相关检查，诊断为前列腺炎。小王于是无奈地提到自己曾在其他地方诊断为前列腺炎，吃了许多中药和抗生素，反复诊治后疼痛并没有明显减轻。小王此前服用了许多清热祛湿的中药和中成药，但为什么没效呢？

　　李教授看完小王曾经服用的中药后，指出中医药治疗慢性前列腺炎效果非常好，在中医古籍中慢性前列腺炎又称"精浊"，多由于湿热下注引起，出现滴白、排尿不畅及小腹会阴部的坠胀感，小王服用的清热利湿的中草药对慢

第三章　前列腺炎

107

性前列腺炎的滴白、排尿不畅、坠胀感的改善有着非常不错的效果，但是随着湿热的加重，出现了疼痛症状时，使用清热利湿的方法便效果不明显了。李海松教授指出此时治疗慢性前列腺炎就需要"出奇制胜"，运用一支奇兵来治疗慢性前列腺炎，这支奇兵就是"祛瘀通络"。小王长期的不良生活习惯如久坐、熬夜等，使得前列腺局部受到压迫，气血瘀滞产生瘀血阻络，引起了会阴和大腿根部的隐隐作痛，反复诊治，病程较长，久病入络，此时单纯的清热祛湿的治疗方法已经不能奏效，应该针对其瘀血内阻的病机，使用"祛瘀通络"这支奇兵，并且李海松教授同时观察到患者工作压力大、精神负担重，对小王进行了心理指导，建立了诊治的信心，最后嘱托小王改正不良习惯，两周后复诊小王症状明显改善，一月后基本消失，再巩固了一个月疗程，小王欢喜满满，恢复了阳光开朗的性格。

　　慢性前列腺炎是男性常见疾病，临床以发病缓慢、反复发作、症状多样、缠绵难愈为特点，严重影响患者的身心健康和生活质量。随着疾病的发展、病情的加重，常常会出现会阴部、腰骶部等处疼痛的主要症状，又常见前列腺的局部硬结、肿大等表现，影响到精液时还会导致精液不液化，进而影响到生育能力。中医学理论认为这些表现都可以为瘀阻所致。正如中医学"不通则痛""瘀滞则肿""瘀滞则凝"等理论，当慢性前列腺患者出现了少腹、睾丸、阴囊、耻骨、肛周等处胀痛或刺痛就提示着有血络瘀阻的情况，此时的治疗也不能仅仅是清利湿热，而需要使用"祛瘀通络"这支奇兵。

"出奇制胜"治疗慢性前列腺炎，关键是运用好"化瘀"这支奇兵，才能取得显效。李海松教授通过多年的理论的研究及临床经验的积累，指出在治疗慢性前列腺炎时，使用清热利湿的方法治疗其疼痛症状，效果非常有限，此时应使用活血化瘀、通络止痛的方法，并配合活血化瘀的中草药。李海松教授认为活血化瘀药味多辛苦，辛能行散，苦能疏泄，善走散通行，主归肝、心经，入血分，通过活血化瘀达到止痛的作用。现代药理研究表明，活血化瘀药能使腺体微循环得以改善，腺上皮细胞膜通透性增加，促使体内残血败精得以迅速通泄，不仅可以治疗疼痛，还可以增强机体免疫力，从整体上改善患者的身体状况，从而使"邪去正复"，进一步缩短疗程、提高疗效、减少慢性前列腺炎的复发率，真正达到"出奇制胜"的效果！

在临床使用"出奇制胜"的计策在诊治慢性前列腺炎时，需要将正面和侧面策略相互配合变化运用，具体的治疗方法有清利祛瘀、行气祛瘀法、活血祛瘀法、补虚祛瘀法等。需根据患者的具体情况灵活运用，如患者伴随尿频、尿急、舌红、苔黄腻者，可配伍清热利湿之剂以清利祛瘀；如患者出现倦怠乏力，可加补精益气之品以补虚祛瘀。还能采用多种治法联用以取药到病除之效。另外，李海松教授还经常告诫跟诊学生，辨证论治和整体观念是中医学的

109

精髓，在治疗慢性前列腺炎时，不能只看到前列腺局部瘀血的病理状态，而"治病不治人"。强调在活血化瘀的同时，根据患者不同的情况加以辨证论治，如小腹胀痛、精神负担较重者，加用行气疏肝中药的同时，还要与患者多沟通，进行适当的心理治疗，使患者调节好心理状态，减轻心理负担，增强治疗信心，这也正是中医学"整体观念"的具体体现。

慢性前列腺炎的发病和加重多源于不良生活方式，除少数病例有感染性的因素以外，绝大多数发病是由不良的生活方式所致。常见的如不规律性生活忍精不射、长期酗酒、嗜食辛辣、久坐湿冷之处或长途骑车挤压、寒冷刺激等，这些因素都可以导致瘀阻的发生。因此，教育患者改变生活方式十分重要，嘱患者不要久坐，适当运动，注意防寒保暖，还可以配合前列腺按摩以疏通腺管，热水坐浴以改善循环。如果工作生活压力大、精神负担较重者，还要让患者调节心情，与患者多沟通，进行适当的心理治疗。

总之，作为男科常见病，慢性前列腺炎与血瘀阻络密切相关，灵活使用"出奇制胜"之计，多种治疗方法灵活运用，配合"祛瘀通络"为奇兵治疗，嘱患者调整生活方式，必能取得良好疗效。

第四章

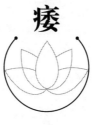

阳
痿

第一节

空城计

——自信是疗效的前提，疗程是疗效的保证

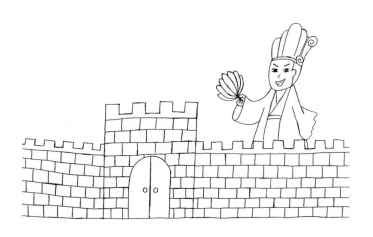

空城计，"虚者虚之，疑中生疑；刚柔之际，奇而复奇"。最有名的空城计故事取自《三国演义》，魏国派司马懿挂帅进攻蜀国街亭，诸葛亮派马谡驻守失败。司马懿率兵乘胜直逼西城，诸葛亮无兵迎敌，但沉着镇定，大开城门，自己在城楼上弹琴唱曲。司马懿怀疑设有埋伏，引兵退去。后来意指虚虚实实，兵无常势。虚而示虚的疑兵之计是在危急处境下，掩饰空虚，骗过对方的高明策略，是心理战的巅峰代表之一。空城之计，已弱退强，诸葛胜于自信，司马败于多疑，在男科疾病的诊疗中如同如此。

目前很多男科疾病患者既羞于启口，苦不能言，内心却又焦虑苦恼，导致很多患者都存在焦虑抑郁的状态，所以李海松教授在治疗男科疾病时，十分注重男性患者的心理治疗，谨防病人在治疗时出现和司马懿一样的失败。30岁的刘先生是一名外企白领，妻子是大学同学，年轻貌美，毕业后二人工作稳定，收入颇丰，便携手步入了婚姻的殿堂。三十而立之年，正是男人意气风发、大展宏图之时，已经成家立业的小刘却因困扰着他的难言之隐，辗转来到了医院，求诊于李海松教授。在经过一番问诊和检查后，我们终于明白了小刘的困扰。小刘存在勃起功能障碍，勃起硬度差，不足以插入阴道，以至于结婚2年内没有完成一次性交。刚开始夫妻二人还积极尝试，但随着一次又一次的失败，妻子渐渐颇有微词，小刘也十分懊恼失去信心。近半年小刘性欲逐渐下降，偶有晨勃，自觉生活工作压力大，没有尝试性生活。李教授在了解病情后为小刘制订了翔实的诊疗计划，并为小刘在服药期间布置了家庭作业——每周进行两次性生活。用药两周过后，小刘前来复诊，李教授询问感觉效果怎么样？小刘自诉晨勃次数增多，性欲增强，精力体力增强，但令人疑惑的是仍然没有性生活。详细询问后我们才明白，小刘已丧失信心，因害怕失败仍不敢尝试，想吃几个月药之后再去尝试。李教授明白了小刘的困扰后，写下两句话送给小刘：自信是疗效的前提，疗程是疗效的保障。如果害怕失败不敢尝试，那么必然没有机会成功，医生是患者的保障，患者只有打破心理障碍，努力去做才会成功。小刘在听取李教授的讲解后，下定决心回去努力完成"家庭作业"。小刘再次复诊时，喜笑颜开的来向李老师报喜，他成功了，成为重振雄风的男人。

男科疾病有很多特殊的地方，其一就是患者大多伴随心理负担。男性对待性生活问题上远比女性要忧心忡忡，时刻担心自己硬件是否正常，表现是否令人满意，每次性生活都是一次考验，一次的失败之后会在下次的性生活之前日益紧张与不安，会再次出现失败的心理。这就使有很多男性患者同小刘一样，数次失败打击致使自己丧失自信，更有年轻患者尚未有过性生活，因为一些道听途说或影视作品，便自觉性能力较弱，勃起硬度差，时间短。这些勃起功能障碍或早泄的患者往往生活于焦虑、烦闷、内疚之中，他们甚至有一种负罪感，把性生活中失败的情感影响到事业的前途、家庭的地位、人格的尊严，同时他们把在事业上的挫折、人际关系的紧张、经济上的负担带入性生活中。现代男性想利用性生活使紧张、烦闷的心情得以宣泄，一旦失败则更加紧张与不安，甚至在服药期间仍然自卑不敢尝试，形成恶性循环。这也正是李海松教授提出男科疾病要身心同治的重要原因。

另一个特点就是男科疾病疗程相对较长，如不育症的治疗需要 3~6 个月左右的时间。同时如阳痿、前列腺炎等疾病，服药时见效很快，服药一周左右勃起硬度就会增强，前列腺炎疼痛就会减轻，部分患者就会产生一些如不相信医生的想法，甚者不遵医嘱，擅自停药。这样也是不对的，疾病的治疗有其完整的诊疗计划，提前停药往往导致邪留于内，导致疾病的复发。所以，完整的疗程才能保证疾病的治愈

因此，针对男科疾病上述两个特点，李海松教授给予男科患者两句忠告：自信是疗效的前提，疗程是疗效的保障。一次的失败并不可怕，患者只需前往正规医院进行诊治，听从医生为你制定的专业诊疗计划，遵循医嘱，增强信心，医患配合，相信医生，让医生成为患者扬帆起航的保障，让成功变为成功之母，只需这样定会产生空城计一样"奇而复奇"的效果，最终摆脱疾病的困扰。

第二节
上屋抽梯
——中西医结合治疗勃起功能障碍

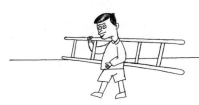

"上屋抽梯"原指战国时期魏国元帅庞涓与魏王一同率军进攻楚国，在方城与楚国军队相持不下，若拖延下去，对魏国十分不利。派谋士公孙阅请鬼谷子为其出一良策，鬼谷子将此事推于孙膑。孙膑引用《孙子兵法》，向公孙阅献"上屋抽梯"之计。庞涓用孙膑之计，引诱城内楚军出击，然后截断后路，消灭了楚军。楚国被迫割城认败。此计用在军事上，是指用小利引诱敌人，然后截断敌人援兵，以便将敌围歼的谋略。这种诱敌之计，自有其高明之处。敌人一般不是那么容易上当的，所以，应该先给敌人安放好"梯子"，也就是故意给以方便。等敌人"上楼"，也就是进入已布好的"口袋"之后即可拆掉"梯子"，围歼敌人。就现代社会来说，企业经营者搏击商海的很多时候都需要运用此计。如当企业创业之初，需要依靠不少大公司，如在资金、资源等方面受制于人，而一旦羽翼丰满，企业应该及时"抽梯"，以免经营活动处处受他人制约。同时，企业经营者运用此计应秉承商业道德，正当竞争，把"上屋抽梯"作为优胜劣汰的一种手段。

　　李海松教授在治疗男科疾病也会使用"上屋抽梯"策略，并为年轻男科医生提供了很好的参考。田先生是一名公务员，平时工作压力不小，人到中年，发现自己有时候

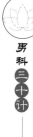

勃起不那么容易了，同房都不那么顺利，而且晨勃也只是偶尔才有那么一次，性欲也很低下。一开始，田先生并不把这当回事儿，觉得岁数到了吧，无所谓。可是，后来跟同事们一起吃饭的时候，偶尔谈到这个比较敏感的话题，田先生心里犯嘀咕了，同事们怎么都还可以，我这要不要治一治啊。于是田先生先去了某家西医院，大夫根据田先生的情况给他开了一些西药，田先生坚持用了一段时间，发现效果确实比较明显，可是怕停药了就不行了，药物依赖，而且怕西药的"副作用"，就自己停了药物。可是"自卑"心理驱使田先生继续求医治疗。这次，他找到了一位经验丰富的老中医，老中医给他开了中药，起先有一点效果，可是后来又不行了。西药有副作用，中药不太好使，这可咋办呢？田先生着急得不行的时候，有朋友推荐了北京中医药大学东直门医院男科主任李海松教授。

李海松教授详细地询问了田先生的情况，让田先生查了性激素，得到激素水平正常结果后，给田先生开了处方。田先生得知又有中药，又有西药后，开始把困惑告诉李教授，说怕西药有副作用、依赖性，是否有效等。李海松教授听了，笑了笑，开始跟田先生讲道：勃起功能障碍是什么样的病？以前叫阳痿，现在年轻的朋友对勃起功能障碍这个概念认识得更多一些，因为勃起功能障碍就是勃起功能障碍，勃起功能障碍的说法给人感觉要好一些，只是一个病，而阳痿给人的感觉是就萎靡不振，缺少阳刚。其实对勃起功能障碍的认识，应该就看作是男性的一个常见病。它是一个什么样的疾病，很多人不重视。因为据我们观察，勃起功能障碍的病人中90%没有继续寻求治疗，为什么没有寻求治疗，第一个就是认识上的问题，认为勃起功能障碍没有生命危险，不影响吃喝，不影响睡觉，不要命，就认为没问题，实际上，勃起功能障碍是全身疾病的局部标志、早期信号。露出勃起功能障碍这个信号，常常是全身疾病的冰山一角。不少病人开始来看勃起功能障碍，检查的时候却发现有糖尿病、高血压、心脏病、抑郁症等慢性疾病，还有些病人有一些其他的神经系统的疾病。这些疾病早期是以勃起功能障碍作为信号出现的，所以出现勃起功能障碍之后要引起重视。

　　在治疗中使用西药时，病人会常有种本能的抗拒：怎么就叫我吃伟哥，我是不是以后离不了这个药了，吃伟哥以后是不是有依赖性，听说副作用很大等。其实现在来说，伟哥类（5型磷酸二酯酶抑制剂，PDE5抑制剂）疗效比较好，副作用并不大。疗效和副作用相比，利大于弊。它就是扩血管的药，选择性地扩张阴茎海绵体的血管，引起勃起，长期使用对全身其他部位的血管也有好处，所以治疗方式的选择上，如果我们调整了心理，改变了生活方式仍然不行的话，不要抗拒应用药物，特别是不要抗拒使用伟哥、希爱力这类西药。用药以后迅速获得满意的勃起，心情就好了，可以更好地促进勃起，进入良性循环，慢慢地再把药停了，仍然会有比较满意的效果。只要吃药有效就是好事，如果吃药没效就说明病情比较重，如果需要有满意的性生活常常需要安装假体，就是安装一个阴茎的支撑体。所以，吃药如果有效是比较好解决的办法，吃药如果没效才是比较麻烦的。

关于治愈的问题，有些疾病是容易被治愈的，有些则是不容易被治愈的，有些坚持时间长有可能会被治愈。所以要坚持治疗，要理解这个病不是那么简单，是多种情况导致的，是不一样的。大多数患者长期坚持服药一段时间，停药后仍然有巩固的疗效，仍然有比较满意的勃起。长期应用有可能会治愈，要有信心，即使停药之后不能完全治愈，起码吃药有效，这就是一个好现象。

田先生听了解释后感觉心情爽朗了很多，回去按照李教授的方案坚持治疗，效果很好。田先生后来跑到门诊告诉李教授说又重振"雄风"了，再也不自卑了。自此，便时常有田先生介绍来的患者前来就诊。

李教授告诫年轻男科医生在治疗勃起功能障碍的时候，一定不要只盯在勃起功能障碍上，要了解是什么原因引起的勃起功能障碍，治疗勃起功能障碍的同时必须治疗原发病，要与体质结合，体质得不到改善会影响治疗效果。或者可能开始用这个药有效，时间长了，体质越来越差，会导致效果越来越不好。所以治疗勃起功能障碍要与体质结合起来。根据患者情况中西医结合治疗，前期西药能够迅速起效，使患者树立信心，进一步配合治疗；后期西药逐渐减量，中药能够调理身体，求得远期获益。正所谓"衷中参西巧辨证，身心同治除男疾"。

第三节
假道伐虢
—— 治疗糖尿病勃起功能障碍策略

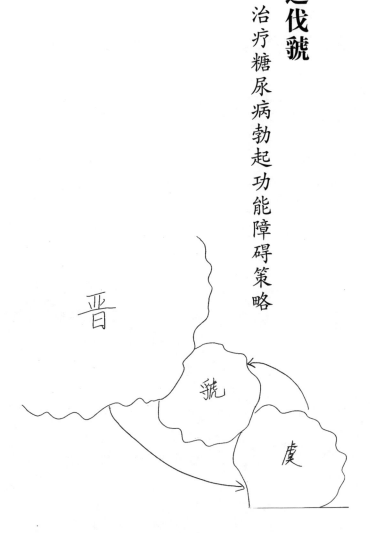

"假道伐虢"出自《左传·僖公二年》，记载："晋荀息请以屈产之乘与垂棘之璧，假道于虞以伐虢……今虢为不道，保于逆旅，以侵敝邑之南鄙。敢请假道以请罪于虢。"原意多用于军事领域，其意在于先利用甲做跳板，去消灭乙，达到目的后，回过头来连甲一起消灭，或者借口向对方借道为名，行消灭对方之实。此计之关键在于以"假道"之名来掩盖真实意图，突出奇兵，往往取胜。

　　随着历史的变迁，此计亦不单单局限于军事领域，在临床上通过"假道伐虢"来实现疾病的治疗也已成为常态。患者冯某，36岁，公司白领，在职场奋斗多年，现在也算得上是事业有成，但由于平素工作性质的原因，应酬较多，加之缺乏锻炼，体型较胖，最近一年多的时间，每次性生活都无法正常完成，用患者的话说就是怎么都"硬不起来"。大大小小的医院也是去了不少，中药西药也是吃了"一箩筐"，最近因为性生活问题与妻子的关系也逐渐有了裂痕，也影响到自己的事业，抱着最后的一丝希望，经朋友介绍来到北京中医药大学东直门医院找到著名男科专家李海松教授。李教授通过详细的问诊和观察后发现，除了勃起功能不好以外，平时常伴身体乏力，饮水多而渴不解，再仔细一问患者才说最近单位组织体检时发现有糖尿病，但平时工作太忙，所以也没当回事，药更没怎么吃，觉得反正糖尿病跟性生活又没啥关系，之前看病的时候医生不问，自己也没说。李海松教授告诉患者，他的这个阳痿问题跟糖尿病大有关系。患者不解：我这糖尿病怎么就能影响到性功能了呢，平时我也没啥其他不舒服啊。

　　面对患者的疑惑，李海松教授解释道：糖尿病最应该值得医生和患者关注的莫过于由它引起的一系列并发症，由于血液中的血糖水平长时间处于过高的状态，对血管和神经的损害可以说是巨大的。通常糖尿病的并发症可以分为大血管并发症，如脑血管、心血管和下肢血管的病变等；微小血管并发症，如肾脏病变和眼底病变；神经病变，包括负责感官的感觉神经、支配身体活动的运动神经，以及司理内脏、血管和内分泌功能的自主神经病变等。而糖尿病对勃起功能的影响主要体现在以下几个方面：

　　第一，从正常的生理上来说，阴茎的勃起需要充分的血流供应，而糖尿病经常引起大血管和小血管病变，尤其是中小血管的动脉粥样硬化，都会导致阴茎部的血液供应受碍。海绵体内平滑肌和血管的张力更多受神经冲动和化学物质的影响，糖尿病不仅会引起肾上腺素能神经系统损伤，还会影响胆碱能神经系统，导致乙酰胆碱的合成受到破坏。所以阴茎的血管反应性差，流入阴茎的血流量少，造成勃起功能障碍的发生与发展。

　　第二，如果血糖长时间没有得到有效控制，更是会对中枢自主神经系统产生影响。勃起中枢位于大脑皮层，神经系统的障碍会加重勃起功能障碍。

第三，心理精神的因素。糖尿病虽然是以躯体症状表现为主，但是它的发生、发展及转归与心理社会因素密切相关。患者多存在不同程度的情绪障碍，以抑郁和焦虑常见，情绪障碍和病情的进展相互作用、相互影响，这些心理上的问题本身也会导致阳痿的产生。

听到这，患者终于认识到原来糖尿病对自己的性生活有这么大的影响，急忙向李海松教授请教现在应该怎么办才好。李教授又向患者说道：临床上，自己一直坚持的观点就是"治病如治军，用药如用兵"。"三十六计"，大家都知道，这里面有一计叫作"假道伐虢"就适合糖尿病勃起功能障碍这种情况。假道伐虢？患者虽然已经对糖尿病勃起功能障碍的严重性有了初步的了解，但对李海松教授"假道伐虢"的治疗方法还是感觉一头雾水。

为了方便患者理解，打消患者心中的疑虑，李海松教授进一步解释道：对于糖尿病合并勃起功能障碍的患者，虽然患者主诉是性功能障碍，但究其原因是由糖尿病并发症所导致，故在治疗策略上积极应对原发病，控制血糖，将糖尿病并发症的损害控制在最小范围内。同时由于阳痿表现出的阴茎痿软不起、痿而不用的"不遂"症状与中风类疾病中肢体痿废不用相似，而其与中风病的主要病机均为"血瘀"。基于此，李海松教授提出了"阴茎中风"学说，并将其归类于内风中的"中经络""络风内动"证，同时在临床上运用"活血通络，化瘀息风"的思路治疗阳痿。这就是通过"假以"治疗糖尿病之"路"在达到"讨伐"阳痿之目的。

随着现代人不健康的生活习惯，糖尿病也由以往被称之为"富贵病"到如今"飞入寻常百姓家"，而且发病的年龄更是趋于年轻化，由糖尿病引发的一系列并发症应该更加受到人们的重视。李海松教授告诫广大患者，由于糖尿病本身对血管神经的影响巨大，在糖尿病勃起功能障碍发生的同时往往预示着全身动脉硬化发生的可能性较大，因此患者必须对心脏病及中小动脉受损的并发症加以警惕，一旦发现糖尿病一定要及时就诊，在专业医师的指导下积极治疗，同时改变不良的生活习惯，这样既是对自己负责也是对家人的负责。

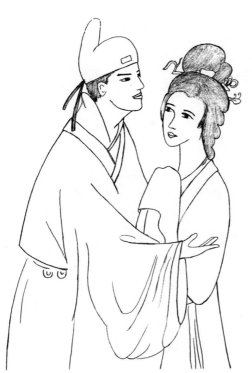

第四节 美人计

—— 如何应对" 七年之痒"

"美人计"原指战国时期魏国主帅庞涓派使者公孙阅献美女与齐宣王，致使齐宣王贪恋美色，终日不理朝政，陷齐国于外有强敌、内有暴乱的不利境地。后借指对于用军事行动难以征服的敌方，要使用"糖衣炮弹"，先从思想意志上打败敌方的将帅，使其内部丧失战斗力，然后再行攻取。三国时期大夫王允曾用此计铲除乱臣董卓而青史留名。

　　李海松教授在治疗男科疾病时，也不乏使用"美人计"策略以治愈疾病的案例。谢先生今年 37 岁了，平时在外人看来是一个职场好手，但是也有自己的难言之隐，他发现夫妻二人都对对方似乎不感"性趣"了，每次"家庭作业"都草草了事，觉得日子枯燥乏味，好像是到了"七年之痒"的状态。妻子也开始埋怨他，谢先生感觉压力很大。出于无奈来到了北京中医药大学东直门医院男科向李海松教授寻求帮助。

　　李海松教授详细询问了谢先生的情况后笑着安慰他说，其实像这样的夫妻很多，婚后过了"新鲜期"，就会对配偶产生审美疲劳，对房事也就失去性趣。而这些都需要正视及重视，否则有可能会引起家庭矛盾，以至于产生无法挽回的事件。但如何从心理上纠正这些审美疲劳呢？要善于发现配偶身上的"闪光点"，如何发现对方的"闪光点"？其实这需要双方的配合。生活中，彬彬有礼总能给他人留下良好印象。性爱中，再熟的夫妻也需要讲究礼貌，床上一些不合时宜的举动，不仅影响自己的形象，还可能让爱人感到不受尊重，影响性爱质量。性爱时应该注意一些礼貌。李教授建议谢先生遵循以下几点。

第一，不要勉强对方。选择双方都合适的时间进行性爱，是互相尊重的表现。不要在一方或双方劳累、生病及情绪不佳的时候提出性要求。此外，女性月经期要避免性生活；如果不想要孩子，男性要主动做好避孕。

第二，保持身体清洁。满身汗臭味很难提起对方性欲。性爱前洗个澡，保持身体洁净、皮肤光滑、私处清爽，不仅会增加自信，也会让对方感到舒服。女士可以在沐浴后换上性感的衣服，喷点香水，男士则一定要保持生殖器的干净。

第三，重视铺垫前戏。前戏是人类情欲的开关，是完美性爱的前奏。烛光晚餐、亲吻、爱抚……循序渐进唤起双方性情，能增加性爱满意度。

第四，全情专心投入。性爱是一项连续性很强的运动，需要双方全情投入并且不被打扰。所以在性爱开始之前就要做好准备工作，最好关掉电话或者将电话调成静音，防止被突然传来的电话铃声"败性"。双方还应该提前处理好手头的事，不要在性爱时"走神"。

第五，不能躺着不动。性爱不是一个人的运动，一方躺在床上不动，等待另一个人"伺候"，是很难让彼此都满意的。在床上均保持运动状态，双方感受会更好。

第六，事后多些温存。性爱结束后，还有一些关灯、沐浴之类的工作要做，这是一个快乐和温暖的时刻，不要一个人匆匆忙忙完成自己的工作就睡了，否则可能会让对方兴趣索然、内心失落。尤其是男性，性爱后再困再累，也一定尽量在爱人耳边深情地说声"我爱你"，然后再相拥入睡。

谢先生听了表示理解李教授的意思，并表示会听李教授的，严格遵守这些事项。两周后谢先生又出现在了李海松教授的门诊，这次他的心情明显轻松了许多，原来是遵守了李教授的建议，妻子满意了，自己压力减轻了，又变成了原来意气风发的职场强人了。

对此，李海松教授还经常对患者提到，其实男人也需要前戏，人们常说："在性爱方面，男人就像电灯泡，一开就亮；女人就像电熨斗，热的慢凉的也慢。"所以，提起前戏，人们常认为那是男人为女人做的事，男人自己并不需要。其实这是一种误区。

前戏对男人来说一样是情欲的开关，是完美性爱的前奏。它对于整个性爱过程起着至关重要的作用。首先，前戏可以满足男性的情感需求，能给男人带来一种被认可、接纳和被需求的美好感觉，表明伴侣"想要他"。其次，温情缠绵的前戏，有助于全身彻底放松，有利于阴茎充分勃起，还能有效延长性爱时间，让男人获得更加强烈的高潮快感。再次，男人希望在性爱过程中得到伴侣更多的回应。他会通过女性在前戏过程中的反应来判断自己的表现是否令对方满意。如果女性在前戏中由含蓄接受转变为主动迎合，就会激起男人进入主题的强烈欲望。更要指出的是，前戏对老年男性尤为重要，因为随着年龄的增长，男性的激素水平会下降，血管也会逐渐老化，出现性欲下降、勃起功能减退。这时，就需要足够的前戏来充分唤起性欲，帮助阴茎勃起。因此建议年龄每增长5岁，前戏时间延长2~5分钟。

如何才能做好前戏，点燃男人的情欲呢？女性朋友可以学学以下方法。男人的感觉器官十分发达，接收感官刺激比较直接。来自视觉、嗅觉、听觉、触觉等的性刺激都能有效激起男人的性欲。若隐若现、欲盖弥彰的性感装扮，能引起男人想要畅快享用的本能，若能在表情和动作上，搭衬那充满女性魅力的外观，更会令男人心动；淡淡的女人香可以刺激荷尔蒙的分泌，撩起男人无限遐思；温柔或调情的语调，也是充满了性暗示的最佳前戏；对耳根、脖子、前胸等身体敏感部位的爱抚和亲吻则会让男人完全放松地投入到性爱中来。此外，还可以使用一些助"性"的小玩具或者玩一些助"性"的小游戏。

值得提醒的是，性爱前戏不是某一个人的事情，而要靠男女双方密切合作，只有双方全身心投入，协调一致，才能获得美妙的激情。

第五节

围魏救赵

—— 治疗勃起功能障碍
居然改善了卒中后遗症

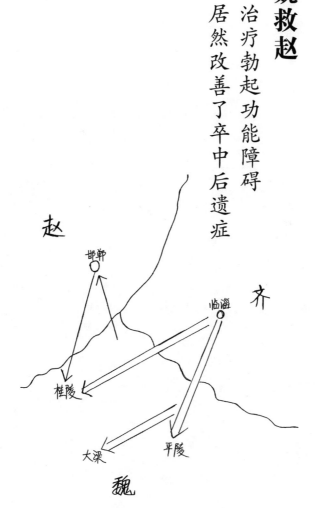

"围魏救赵"出自《史记·孙子吴起列传》，原指战国时齐军用围攻魏国的方法，迫使魏国撤回攻赵部队而使赵国得救。后指袭击敌人后方的据点以迫使进攻之敌撤退的战术，现借指用包抄敌人的后方来迫使其撤兵的战术。围魏救赵是三十六计中相当精彩的一种智谋，它的精彩之处在于以逆向思维的方式、以表面看来舍近求远的方法，绕开问题的表面现象，从事物的本源上去解决问题，从而取得一招致胜的神奇效果。

　　李海松教授在治疗男科疾病时，也不乏使用"围魏救赵"策略以治愈疾病的案例。老刘曾经是一家外企的高管，那时候工作非常的忙碌，工作中的应酬也特别多，使得老刘的血压、血脂、体重一路飙升，退休后的老刘也不能完全空闲下来，一有时间就喜欢自己找点事做，经常顾不上自己的身体。终于在前几年的一次劳累后出了事，那次是因为帮助同事办一个执照，经过多日的加班熬夜，某天晚饭后家属发现老刘倒在了房间里，于是立即送到了医院。经过医院的救治，总算是有惊无险地抢救了过来，医生说是因为长期不健康的饮食习惯再加上不规律的作息，使老刘的血液处于一种高凝状态，这次就是因为加班熬夜出现脑梗，进而导致晕倒。虽然老刘的中风经过医院的治疗有明显改善，但还是留下了口舌歪斜、言语不利、左半身麻的后遗症，此外，老刘感觉最明显的变化就是性功能与以前相比减退了很多，以前的老刘雄伟持久、威风八面，现在却出现了严重的勃起功能障碍。

对此老刘很是烦恼，于是找到了东直门医院男科主任李海松教授，李教授详细询问后，为老刘制定了详细的诊疗方案，经过一个月的治疗，复诊时老刘一改之前郁闷的面容，笑着走进诊室，告诉李海松教授，这一个月的药物治疗不但让自己的勃起功能有了很大的改善，而且口舌僵硬、言语謇涩、身体麻木等症状也有所恢复，老刘既高兴又有些困惑，向李教授询问原因。

李教授幽默地将老刘的病称为"阴茎中风"。这可吓坏了老刘，脑中风刚好怎么阴茎又中风了呢？李教授让老刘不要着急，微笑地解释道：阴茎中风就是指阳痿。老姚不解，李教授从以下三个方面做了详细的解释。第一，勃起功能障碍就是勃起困难了，就是说想勃起却起不来了，不听话了，而中风就是说我们的胳膊腿不听话了，这个是从症状上讲很相似。第二，勃起功能障碍发生的病理机制跟脑中风非常相似。我们都知道如果是脑中风的话，从中医学来说是由肾虚、血瘀、肝阳上亢所导致；而勃起功能障碍从中医学辨证来看，也是因为肾虚、血瘀、肝郁等原因引起，所以，在内部发病的机理上是一致的。"阴茎中风"与"脑中风"在中医病机学上均以"血瘀"为主要病机，并贯穿疾病的始终。故可以认为"阴茎中风"与"脑中风"

本质相同而部位不同，结合其临床表现多见宗筋痿废不用，有"不遂"之症。第三，从现代医学的观点来看，我们说阳痿和脑中风也是一致的。脑血管病变和阳痿都是血管的病变，都发在我们人体的血液的高凝状态时，这样的高凝状态不仅会导致心脑血管的堵塞，而且也会导致阴茎血管的堵塞，并且脑部的血管比阴茎血管的管腔大，所以当脑部血管出现了堵塞，其阴茎血管也很有可能出现堵塞。此外，阳痿可能是脑中风的预警信号，我们知道阴茎海绵体的血管直径是 1~2mm，而心脏血管的直径为 3~4mm，颈动脉的血管直径为 5~7mm，所以说阴茎海绵的血管更细一些，当发生堵塞时，狭窄的地方发生概率更高一些，因此当阴茎血管堵塞时，我们也要警惕脑脑中风的发生。弄清楚原因之后，李海松教授告诉老刘，在治疗"阴茎中风"疾病时，是采用"围魏救赵"的策略来解决的，基于之前所讲的两者的相似性，通过治疗"阴茎中风"的办法来对脑中风进行治疗，这样我们既治疗了脑中风，还解决了"阴茎中风"。

听完李教授讲解后，老刘不再像之前那样苦恼了，并且这次让李教授再给开上一阵子的药，这次李教授给老王在原来的基础上增减了药味。约过了一个月，老刘再次来的时候告诉李海松教授，他现在已经重振"雄风"了，卒中后遗症也明显有了改善，血压、血脂、体重也得到了控制，感觉自己跟变了一个人似的。

在对阳痿的治疗策略上，李教授认为当以活血通络、化瘀息风为基本治法，并贯穿治疗始终，根据临床上不同证候表现随症加减。这改变了前人在勃起功能障碍治疗上单纯补肾壮阳的思维定式，为临床上治疗勃起功能障碍提供了新的思维模式。李教授在治疗疾病时用药如用兵，正所谓："知己知彼，百战百胜。兵不在多，贵于善用，皆与医道无二理也。上医医国，良相知医，用药如用兵。"李海松教授深谙用药之道，这正是李教授多年临床用药经验并结合中医基础理论凝练而成。

同时，李教授也告诫广大患者，这类疾病的原理其实不是很复杂，就是通过扩张脑血管的同时也会扩张阴茎血管，这样男性的勃起功能便会有很大的改善。但需要广大患者注意的是，其中的用药是在我们对这两种疾病有了很深的了解之后做出的诊疗方案，切不可依葫芦画瓢，硬搬照抄，不要自己给自己诊断开药，否则有可能会出现脑出血等严重的险情。如果患者有类似的疾病，请前往正规医疗机构进行专业咨询，听从医生给出的专业建议。

第六节
暗度陈仓
——新婚阳痿怎么破

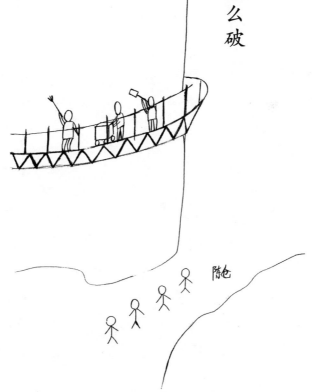

《三十六计·暗度陈仓》："示之以动，利其静而有主，益动而巽。"此计是利用敌人被我"示之以动"的迷惑手段所蒙蔽，而我即乘虚而入，以达军事上的出奇制胜。"暗度陈仓"语出《史记·淮阴侯列传》，指刘邦将从汉中出兵攻项羽时，大将军韩信故意明修栈道，迷惑对方，暗中绕道奔袭陈仓，取得胜利。比喻用假象迷惑对方以达到某种目的。

陈仓是刘邦进入关中的必经之地，两地之间有险山峻岭阻隔，又有雍王章邯的重兵把守。刘邦按照韩信的计策派了最信任的大将——樊哙带领一万人去修五百里栈道，并以军令限一月内修好。但是，这样浩大的工程即使三年也不可能完成。正是这一点，迷惑麻痹了陈仓的守将。刘邦避开了守军的正面防御，乘机从故道"暗度陈仓"出兵，从侧面出击，一举平定三秦，夺取了关中宝地。略定三秦，刘邦倚据富饶、形胜的关中地区，与项羽逐鹿天下，成为历史上的一段脍炙人口的佳话。

李海松教授在治疗新婚阳痿时，常引用此计。通过向患者解释新婚阳痿多非真正的阳痿，鼓励患者重拾自信的同时利用希爱力等药物帮助患者完成性生活，若能一战成功即可重振雄风。由于部分患者对于希爱力等药物的心理抵触，需要让患者相信起到作用的更多是患者本身的自信

147

和性生活时放松的状态，这样"明修栈道"解除患者心理压力，利用PDE-5抑制剂"暗度陈仓"，使患者重振雄风，即可使患者消除抵触，让患者服药的依从性更高，从而保证药物的功效，提高疾病的治愈率。

小杨夫妇结婚已经有一年时间了，"结婚"这件人生大事操办完了，双方父母都盼着小夫妻下一步——"生儿育女"，双方父母也安享天伦，了却心事。可这一年多的时间，一对新人毫无动静，这可急坏了双方家长，急忙四处找人打听男科好大夫。这便找到了北京中医药大学东直门医院男科主任李海松教授。这天门诊，前一位病人刚走，诊室便急急忙忙进来了四五个人，一边往里走，其中一位女性长辈一边说："李主任您好，我们家小孩结婚一年多了，一直没有动静，您给看看吧！""好，让我先问问小孩是什么情况"李海松教授笑着回答道。详细的问诊过后，我们这才发现小夫妻一年没有怀孕真正的症结是什么。原来，一对新人校园时期就已相知相恋，顺利毕业工作后顺理成章结婚，多年相知相恋，相敬如宾，到了新婚夜时，小杨竟发现自己没有性冲动，两人尝试了半天也未得其门而入，于是夫妻二人直接相拥而眠，一夜无事了。后来又尝试了几次都没有成功，小两口因为工作也比较累，就再也没尝试。

听到这里，双方父母更加着急了，李海松教授耐心地解释说："这个问题不难解决，新婚夜出现这种不能勃起的情况，或者有些人勃起后没动几下就软了，在医学上有一个名词，叫作新婚阳痿，也就是新婚勃起功能障碍，之所以起这个名字，就是因为它不是真正的阳痿。我刚才也问到小杨自慰的情况，他自慰时勃起功能是很好的，就说明他没有器质上或功能上的病变，那自己可以，和妻子就不行是因为什么呢？因为小夫妻两个人都是比较老实的孩子，以前没做过这事，那么我们说，性生活其实是一种技能，当第一次尝试时，是很有可能失败的，他不知道该怎么做这件事，自然就会担心。而一旦第一次失败了，他下一次会更担心，越担心害怕，越容易起不来。我举个例子可能会更好理解，就像一个人没学过开车，你直接给他一辆车让他开，他肯定害怕，不敢开或者干脆打不着火，或者开出去没多远就撞墙上了。性生活其实和开车是一个道理，可能有的孩子比较调皮，自己通过很多途径学会了或者知道了怎么开车，他就不会紧张，也就不容易失败。有的孩子比较老实，没学过开车，第一次没点着火也是正常的。所以说，小杨是个好男孩。夫人也是个好女孩，一直没有抱怨、给小杨压力，你们都要好好珍惜对方呀！治疗上也很简单，就是用 PDE-5 抑制剂，也就是俗称伟哥的药物，这种药物可以让你在焦虑的状态下依然可以保持勃起，完成性生活，成功了几次之后，技巧也有了，自信也有了，就可以不用了。一般来说，这种情况经过两周治疗就可以解决问题，这个药物没有依赖性，也没有成瘾性，你们不

149

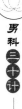

要太过于担心，家长也不要给孩子施加压力，只要按照疗程治疗，很快就会有效果的!"

　　解开了心结，知道了问题的症结所在，小杨一家高高兴兴地回去了。两周后，小杨一个人春光满面的来到门诊向李教授致谢，原来，小杨回去的第一次尝试就成功了，小夫妻打开了新世界的大门，感情就好像回到了刚刚相识相恋的时候。我们替小杨感到高兴的同时，也告诫那些新婚或者准备尝试性生活的人，当男方第一次性生活出现这种"新婚阳痿"时，首先男方自己不要紧张，然后女方也千万不要责备，小杨的夫人就是好的榜样，只有耐心的支持和安慰才能帮助男方重拾信心，得到幸福的感情生活。若实在不能完成，也一定要到正规医院找医生开处方药物帮助男方勃起，完成性生活，千万警惕不要被不法分子蒙骗。

第五章

早泄

第一节
欲擒故纵
—— 早泄的行为疗法

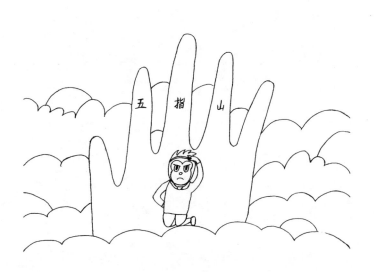

五指山

"欲擒故纵"出自清·吴趼人《二十年目睹之怪现
状》："逼则反兵，走则减势。紧随勿迫，累其气力，消其
斗志，散而后擒，兵不血刃。需，有孚，光。"即逼迫敌人
无路可走，它就会反扑；让它逃跑则可减弱敌人的气势。
追击时，跟踪敌人但不要过于逼迫它，消耗它的体力，瓦
解它的斗志，待敌人士气沮丧，溃不成军，再捕捉它，就
可以避免流血。按照《易经·需》卦的原理，待敌人心理
上完全失败而信服我，就能赢得光明的战争结局。而后世
常用于想要擒拿敌人而采取放纵敌人的方法，使敌人放松
警惕进而达到目的的策略。

　　临床上，常常有担心房劳导致肾虚早泄的患者，进而
不敢性生活，努力克制自己的欲望，以达到延长时间的目
的。也有一些患者坚信房劳伤身，很少进行性生活，再同
房时出现早泄症状前来就诊。李海松教授针对此类患者常
采用的是"欲擒故纵"的策略，反而让患者积极性生活，
并根据患者情况定制"家庭作业"，要求患者每周固定进行
性生活以帮助治疗。

　　王先生是一个公司老总，平时非常注意养生，每天关
注养生节目，是忠实的中医学粉丝，并且坚信"一滴精十
滴血"，在房事方面非常节制，害怕房劳伤身，妻子则反复
抱怨，自己也越来越逃避房事，每次都草草了事。现在妻

155

子想要离婚，自己便想用自己的实力挽回妻子，认认真真过起性生活时，却发现自己不能控制射精，易早泄，于是到医院就诊。李教授听完后询问之前的性生活状况，发现王先生在刚结婚之初，性生活没有问题。王先生曾于一次出差3个月回家后，两人晚上连续多次房事，结果王先生腰酸背痛，十分难受。和朋友聊天才知道房劳伤身，让他节制房事。从那以后王先生一年未进行性生活，并开始看一些养生方面的书籍，后来再重新进行性生活时，自己总是害怕房劳伤身，于是制定计划，尽量避免房事，一月才进行1次性生活。

李海松教授指出中国人都有"房劳伤身"的意识，而在中医学中房劳一直被认为是多种疾病的病因，古代医家认为房劳伤肾，损耗肾精。肾又为后天之本，肾精濡养五脏六腑，肾精亏则脏腑不得濡养而百病丛生。在《仓公传》中记载到房劳可致头痛、疽、涌疝、肺消瘅、少腹积瘕、膀胱气疝、胁下痹、牡疝等多种疾病。《素问·痿论》记载："入房太甚，宗筋弛纵，发为筋痿，及为白淫。"李海松教授认为王先生过度房事后出现的腰酸背痛、浑身不适，的确可以算作是因为房劳所致，因为王先生出差后刚回来身体疲惫，本应该休息，但急于房事便伤及身体导致腰酸背痛。

房事的七忌：一是交合时机、频数之忌。在女性月经期间，为了双方的健康着想夫妻房事应避免。同时还应注意性生活的频率，过于频繁的性生活也是有损双方健康的行为。二是在惊雷暴雨、狂风怒吼、地震等反常的天气和自然灾害时，应当禁止行房。否则既容易损伤自身，又会影响优生优育。三是在饱食饱饮之后。人体功能主要集中于食物消化，此时如果交合，必定损伤脏腑，还会带来其他种种疾病，因此应当严禁行房。四是"新小便，精气微弱"，不宜交合。这一点老年人和体弱者应当注意，年轻力壮者不必介意。五是身体劳累疲乏时，切不可贸然行房。六是刚洗完澡，头发未干或刚干完重体力劳动，全身大汗淋漓时。在这种情况下必须先休息，绝不可急于过性生活，否则疲劳加房劳，不但易患伤风感冒，而且还会导致其他各种疾病。七是即使男女双方性欲都很旺盛，性生活也不可过于放纵，应当有所节制，适可而止。否则不仅损伤生殖器官，还可能使脏腑受到损伤。

所以李教授认为王先生是在身体劳累之时进行房事，导致房劳出现早泄，但之后待王先生精力体力恢复后出现的早泄和房劳关系不大，反而是与房事太少有一定关系。古代人们生活水平低，身体虚弱，寿命很多不过30岁左右，加上繁重的劳动之后，再行房事常常过度耗损精力、体力出现房劳伤身。如今平均寿命早已超过古稀之岁了，王先生身体强壮，虽有一时过劳，但静养一些时间可以好转，精力、体力恢复后可行规律的性生活。

阴茎同人的肢体一样，如果长时间不用则会废退，出

第五章 早泄

157

现功能的减退，所以李海松教授在治疗早泄时，便使用"欲擒故纵"的策略，要求患者规律性生活，不可节制房事，一方面适时给予阴茎刺激，可以保持阴茎功能，达到"用进"的目的，另一方面长时间的禁欲后，男性本身有可能处于一个饥渴的状态，如同憋尿一天，到厕所后出现尿急一样，一遇房事自然很容易出现射精早。

虽然房劳是造成早泄的一种病因，但是现代人身体强健，由房劳导致的早泄并不多见。所以，不能因为害怕房劳导致早泄，而去节制房事，要有规律的性生活，性生活的频率可根据每人情况而定，可如《素女方》中的七忌一样，以事后无身体不适为宜。如果异地分居而不能行规律性生活，可男性规律自慰排精，这有利于保持阴茎正常功能，在与爱人相聚之前，可先进行一次排精，这样有助于延长时间。所以说，"用进废退"的阴茎可"欲擒故纵"地治疗。

第二节

借刀杀人

——抗抑郁药可以治疗早泄

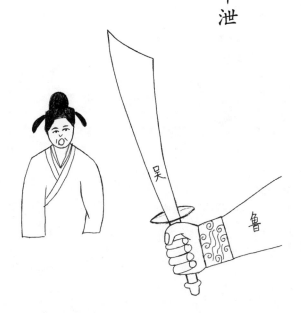

"借刀杀人"是由《易经》中损卦推演，即"损，损下益上，其道上行"。原意是强调"损"与"益"的转化关系，通过借用盟友的力量去打击敌人，尽管盟友遭受了损失，但可以换得自己的利益。比喻自己不出面，而善于利用第三方的力量去达到自己的目的。此计在我国历史悠久，以用计巧妙而著称。

　　古人云："用药如用兵。"医生在临床开方用药时，也如同军事战争讲求排兵布阵，同时也需要运用计谋，临床上在很多疾病用药方面也运用了此计。20多岁的小孙是一名 IT 行业的软件工程师，刚刚新婚不久，与妻子也十分恩爱。不过结婚以后小孙却遇到一件麻烦事情，在第一次和妻子性生活前，小孙满怀期待觉得此事如书中写的，会像鱼水之欢、云雨之乐一般，可是与妻子接触后，小孙觉得刺激十分强烈，还不到 1 分钟，很快就射精了，妻子好像并没有满足，自己也有点沮丧。小孙以为新婚第一次没有什么经验，加之最近工作很忙，经常外地出差，也就没有在意，可能以后就会好。但是，之后几次性生活也都很快结束，妻子开始有了不满："我们之前不是看过煎饼侠嘛，我看你就是一个早泄侠！"听了妻子的抱怨，小孙十分沮丧，之后几天一直闷闷不乐，工作不顺利，经常犯错误，晚上回家也不敢与妻子亲密。小孙通过多方打听，慕名找到北京中医药大学东直门医院男科的李海松教授寻求帮助。听了小孙的讲述，李教授告诉小孙他的确是有早泄的表现。小孙也很苦恼，早泄有没有好的治疗办法呢？

李老师一边向小孙解释，一边拿出手头的焦虑抑郁量表让小孙填写。李老师告诉小孙，年轻人出现早泄并不可怕，也不需要紧张，早泄其实很常见，例如动物们为了防备天敌危害，都会很快完成交配，所以动物们都早泄，可以说早泄是一种生育力旺盛的表现。针对小李，李老师提出了以下几点治疗早泄的方案。

第一，要有规律的性生活。规律的性生活可以按时将积累的精液排出，李老师称这一点为及时"减负"，就好比是开车，开一辆小轿车总比开一辆满载货物的货车要容易控制。有的患者长期夫妻分居，很久才见一次面，积累的性能量太多，很容易出现性生活过快的现象。

第二，可以在性生活前手淫一次。很多患者会在门诊告知医生，自己在第一次性行为时射精会很快，第二次就不那么快了。李老师建议小孙可以在过性生活的前一天或者当天手淫排一次精液，过性生活时候时间也就会相应延长，性伴侣满足感也会更容易出现。

第三，在过性生活的时候也要懂得一点技巧。包括①动停技巧，就是男方阴茎动作至快要射精时立即停止，待射精预感完全消失后，再重新刺激，如此反复，直至男方能接受大量刺激，方允许最后射精。②阴茎头部挤捏法，在女方刺激阴茎至预感射精即将来临时，女方把拇指指腹置于阴茎系带部位，示指与中指指腹置于阴茎另一面冠状沟缘的上下方，从前向后施加压力，以男方能够耐受为度，每次3~4秒，可缓解射精的紧迫感。这些技巧完全掌握以后，小孙也会成为一个很好的"老司机"了。

李老师为患者开了中药和舍曲林，嘱咐患者西药每天下午2~3点吃，每天吃一片，连续服用，不能有间断。听了李老师的讲解，小孙心里的焦虑轻松了一点，觉得自己只要按照李老师的指导，下次性生活时候肯定会有明显改善。然而，小孙拿到西药的时候又一次陷入困惑，在说明书上写着舍曲林是一种抗抑郁药物，说明书里还写着药物的各种不良反应。自己并没有得抑郁症啊，为什么给自己开这种药，带着困惑小孙再一次来到李老师诊室。

听了小孙的困惑，李老师笑着解释说，将治疗其他疾病的药物用于治疗男科疾病的现象在临床上十分常见，这就好比《三十六计》里的"借刀杀人"之计，借用他人的力量来达到自己的目的。比如治疗男性勃起障碍常用的药物西地那非（万艾可），最初是用于治疗心血管疾病的，进入临床后发现服用该药物的男性患者阴茎勃起功能明显改善，因此就成了这方面应用最为著名的药物。早泄的治疗也很相似，舍曲林属于5-羟色胺再摄取抑制剂，是一类抗焦虑抑郁的药物，相类似的药物还有达泊西汀（必利劲）、帕罗西汀（赛乐特）、氟西汀等，临床上用于治疗焦虑抑郁等精神类疾病，然而药理学研究发现此类药物可以延迟男性射精冲动，也就是说可以在一定程度上治疗早泄，医学指南就将它列为早泄治疗的推荐用药。李老师拿出之前小孙填写的焦虑抑郁量表，并解释说小孙目前已经处于中度焦虑抑郁的状态，使用一些抗焦虑抑郁的药物对于小孙心情会有所改善，同时心情放松对于早泄的治疗也是有帮助作用的。听了李老师的解释，小孙豁然开朗，心中的疑虑也完全消除了。

中医学将早泄称之为"见花谢""鸡精"，李老师认为早泄发病的病因病机与心、肝、肾三脏密切相关，早泄对男性心理情绪影响很大，近年来临床发现肝郁气滞证的患者逐渐增多，治疗方案多选择益肾固精、养心安神、疏肝健脾为主，配合西药治疗，临床多可取得较好疗效。

同时，李教授告诫广大患者，舍曲林治疗早泄有明确的疗效，但是部分患者服用此类药物可能会出现不良反应，需要在医生的指导下服用，切莫自行更改用药方案甚至停药，如果出现了头晕、恶心等症状，请及时到男科诊室就诊，调整用药方案。

第三节

远交近攻

——男科疾病的常用策略

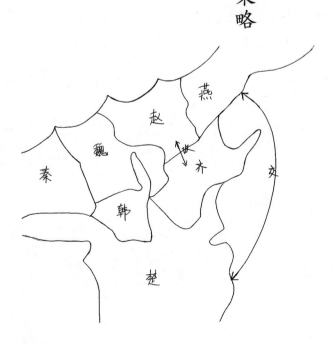

"远交近攻"本义是指联络距离远的国家，进攻邻近的国家。这其实是古时候常用的一种战略手法，后续又衍生出了很多变化，经过不断的发扬与变化，沿用至今。这种用法不光用在国事战略上，也经常用在中医学临床中。"用药如用兵"很好地概括了军事和医学之间的异曲同工之妙，而在男科的常见疾病中，又是如何运用远交近攻的呢？

一、远交进攻改善勃起不坚

　　根据中医学五行理论，心属火，肾属水，心火必须下降到肾，使肾水不寒，肾水必须上济于心，使心火不亢，这称为心肾相交，或者叫水火相济。心肾不交常指心与肾生理协调失常的现象，多由肾阴亏损，阴津不能上承，因而心火偏亢，失于下降所致。然而心主神明，肾主生殖。心神不宁，常常会影响男性性功能。这就很好地解释了，为什么心理性的勃起功能障碍占了很大一部分。这时候就必须用到远交进攻的办法。比如在治疗勃起功能障碍患者的时候，经常会根据患者情况，对患者进行心理评估，比如广泛性焦虑障碍量表、抑郁症筛查量表等。而在处方用药时，就很明显地表现出远交近攻的用意。近攻主要是用药物达到活血起痿的作用，让阴茎血流灌注顺畅，继而改善勃起功能。而远攻则是给予宁心安神、疏肝解郁的药物，比如常用的包括合欢花、远志、柴胡等，改善患者紧张、焦虑的心理状态，用现代医学的解释就是抑制了交感神经兴奋，从而使得阴茎血管平滑肌松弛，更利于阴茎血流的灌注，从而进一步改善勃起功能。这种远交进攻的办法，比单纯用活血或者宁心安神药疗效必定会更好些。

二、远交进攻改善精不液化

精液由精子和精浆组成。而精浆主要由精囊和前列腺分泌，前者占 60% 左右，后者占 20% 左右。精液的凝固和液化过程是由前列腺和精囊的分泌物共同参与完成的。精液的凝固是由精囊的凝固因子作用的，而精液的液化则是由前列腺产生的蛋白水解酶和纤维蛋白酶等液化因子引起的。当液化和凝固因子间的平衡打破，则会导致精液液化异常。精液的液化在很多人看来，比起精子活率、密度等，或许是一个非常不起眼的指标，甚至有些人根本不去关注。但是随着医学的发展，有很多学者提出，精不液化是男性不育症的原因之一，流行病学调查发现，精不液化引起的男性不育占 2.51% ~ 42.65%，精不液化越来越受到医学界的重视。中医学对精不液化没有专论，但是依据中医学理论，提出了很多种精不液化的解释，比如脾肾阳虚，无力温煦精液；肾阴不足，阴虚火旺致精液黏稠等。总而言之，肾在男性不育中占据关键地位，补肾法治疗男性不育得到了广泛的认同。另据现代医学研究表明，前列腺功能要正常的运行，受雄激素的调节。当雄激素水平下降，前列腺分泌的蛋白水解酶和纤维蛋白酶就会相应的减少，从而导致精不液化。再回过头来看，补肾很大程度上就是提高雄激素水平。因此，在治疗精不液化的时候，远交进攻的手法又疗效显著。进攻方面，常采用生麦芽、鸡内金、皂角刺等药物，起到一个化痰散结的作用。远交方面，则采用补肾阴药物，比如菟丝子、枸杞、黄精、红景天等。

第五章 早泄

第六章

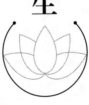

前列腺增生

第一节

擒贼擒王

—— 前列腺增生症不同阶段的
不同应对策略

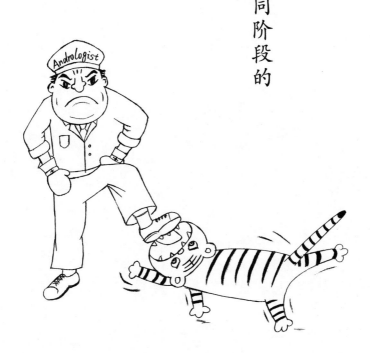

"擒贼擒王"为《孙子兵法——三十六计》中的第十八计。在军事行动中，擒贼擒王是以消灭敌方的指挥部，准确打击敌军的最高指挥人员和主力部分为行动手段，以迅速歼灭敌军有生力量为目的。今指对待问题的解决要抓主要矛盾，例如疾病诊治中要抓主症，分清轻重缓急；在商品销售对象上，应善于抓住主要的消费者群，并针对他们的消费心理和需求，改进产品的质量、功能、式样和包装，以吸引顾客等。

　　李海松教授在治疗男科疾病时，也不乏使用"擒贼擒王"策略。其中前列腺增生症不同阶段采用不同策略应对就是很典型的例子。

　　40 岁的刘先生是李海松教授的老病人了，之前一直在李海松教授这里服用中药以改善精子质量，备孕二胎。这天，他来到李海松教授门诊，告诉李海松教授他夫人已经成功怀孕的喜讯，简单寒暄过后，他拿出了一份体检报告，指着泌尿系 B 超问李海松教授：李教授，我这体检怎么说前列腺增大啊，这要不要治疗啊？李海松教授问他有没有什么症状，得到否定的答复后，李海松教授对刘先生和跟诊的研究生说道：看来前列腺增生的误区也很多啊。正常的男性来讲，50 岁 50% 左右是有增生的，60 岁达到 60%，80 岁的男性有 95% 以上有前列腺增生，所以前列腺增生是一个老年病，与衰老同在，与年龄有关。这么多的前列腺增生的病人，应该怎样治疗呢？临床上存在着一些误区，有些不需要治疗的时候盲目治疗或需要采取某些治疗方法的时候方法不当，就会出现一些问题。我们遇到前列腺增生的时候，第一，要分清不同的时期、不同的情况，采取不同的治疗原则。一般来说是八字原则，即观察、药物、微创、手术。首先是观察。四五十岁的男性一做体检，B超显示前列腺增生了。这时候病人拿着体检报告就找我了，问需要不需要吃药，需要不需要手术，现在做手术好还是以后做，现在吃药能不能除根？然后我就问：有没有症状？如果说没有什么症状，跟现在的刘先生情况比较类似，什么症状都没有，而且前列腺增生得也不是很大，虽然有增大趋势，但是大的程度不厉害，这时候可以不吃药，前列腺增生本身就与衰老关系密切，我们可以先观察，一年或者是半年做个B超观察前列腺继续增大的趋势。如果增大得很快，则必须使用药物控制，如果原来没有症状，现在有症状了，也要转入第二个阶段，药物治疗。吃什么药呢？一般来说有三种药，第一类是能够拮抗睾酮变成二氢睾酮的药物，叫非那雄胺，它是特异性5α还原酶竞争抑制剂，有30%的可能性让前列腺缩小，可以让更多的患者前列腺不再继续增大。第二类是α受体阻滞剂，它能够松弛尿道、前列腺部位的平滑肌，排尿的出口宽敞了，尿得就畅快了，因为前列腺增生的主要症状就是排尿困难。这两个药，一个的作用是静态的，能使前列腺体积变得小一些；一个的作用是动态的，松弛尿道口，把大门打开，尿得痛快一些。这两类是主要的药物。还有第三类就是其他药物，包括中药或者是其他植物药像花粉制剂，还有一些是作用于膀胱的，比如说增强逼尿肌功能的。但主要的药物是前两类，即 5α 还原酶抑制剂和 α 受体阻滞剂。

　　近三十年来，药物发明和研究进展得很快，能够让 90% 以上的病人无须微创或者手术，就是说有 90% 以上的病人吃药就可以解决问题了。如果不愿长期吃药，或觉得药物有副作用，比如说非那雄胺影响性欲、勃起、射精，吃了身体没劲，就不愿长期吃。或者是虽然吃药，但是效果不好，这时候怎么办呢？需要进入第三步——微创，微创就是不出血，或者是少出血，用射频、激光、微波、热疗等方法，让排尿的出口痛快一些，优点是创伤小。有些情况不适合微创，比如膀胱里有大的结石，或有其他的并发症，这时必须手术。手术又分两大类，一种是腔内手术，一种是开放性手术，开放性手术过去做得比较多，直接把前列腺拿掉。但膀胱逼尿肌没作用的，前列腺拿掉也不行，就需要做膀胱造瘘，让尿排出去。现在做得更多的，被称为前列腺手术的首选治疗方式，就是尿道电切。

　　如果观察的时候就吃药是没有必要的，该手术的时候只吃药也不行，该吃药的时候做手术更是不对的。所以到底适合什么，一定要根据病情发展的不同阶段，有没有什么具体的情况。选择最好的适合的治疗方法一定要分阶段，根据具体情况采取适当的治疗方法。

此外，应对前列腺增生，我们刚才说的八字方针也不是绝对要按照顺序先后进行的。患者已经出现尿潴留，只吃药肯定就不行了，这时候要根据病人情况的不同，该采取什么措施采取什么措施，不能墨守成规。手术代替不了药物，药物也代替不了手术，必须根据病人不同的情况来采取不同的方法。

经常有病人问：报纸上的广告，别人吃了有效我吃了为啥没效。我就告诉他，前列腺增生有不同的阶段，某一个阶段、某一个类型用这个药可能会有一定的效果，但对你来说未必有效。如果用一种药都能解决所有问题，那就不需要医生了。出生不是流水线，个体不是标准件，这样就需要医生根据病人的具体情况采取具体的治疗方法，才是科学的，才是对症的。所以治疗前列腺增生要有策略，一是按不同的阶段采取观察、药物、微创、手术治疗；二是治疗前列腺增生具体的情况采取不同的方法，该用什么用什么，不可偏颇，否则的话，就会出现一些问题，会影响最终的结果。

听完李教授生动的讲解，刘先生恍然大悟，表示不再纠结此事，会遵照李教授交代的定期 B 超观察。此外，跟诊的几位研究生也表示对前列腺增生的认识也更加深刻了。

如果策略正确了，再注意细节，就很容易获得好的结果，否则的话，战略上错误，战术上做得再好，最后也会导致失败的结果。李海松教授告诫广大患者以及青年泌尿男科医生，对于前列腺增生要区分阶段，根据不同阶段采用不同的应对策略。对于泌尿和男科医生来讲，要综合考虑患者不同情况，具体情况具体分析，不可拘泥八字方针顺序，灵活运用，才能取得更好的临床疗效。

第六章　前列腺增生

第七章

杂 说

第一节

树上开花

——治疗反复性胚胎停育

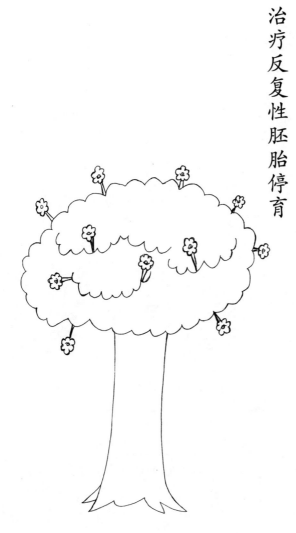

"树上开花"即"借局布势，力小势大。鸿渐于陆，其羽可用为仪也"。指树上本来没有花，但可以借用假花点缀在上面，让人真假难辨。此计用在军事上，是指当自己的力量薄弱时，可以借别人的势力或某种因素，使自己看起来强大，以此虚张声势，慑服敌人。当己方处于劣势的时候，隐瞒自己的实力，明明乏力却故作很有实力的样子，让敌方摸不清真相，以便能出奇制胜，颇有置之死地而后生的意思。亦比喻将本求利，别有收获。本计计语出自《荡寇志》第九十四回："应元道：'前日卑职原说这点银子不彀，此刻若回曹州，往返多日。不如想个树上开花的法子，安抚衙内当案王孔目，卑职与他廝熟，太尊只须立纸文书与他，待结案时交付，岂不省一番急迫。'"是由成语"铁树开花"引申而来，原意为不可能开花的树竟然开起花来了，铁树也开了花，比喻实现极难实现的事情，变不可能为可能。此计用于敌我双方势均力敌，军备相当，相持不下的一种战场形势，对其中任何一方都不存在速战速决的可能性，也不可能有浑水摸鱼、乱中取胜的机会，在这种形势之下，就得妙思攻守之计。

李海松教授在治疗反复性胚胎停育的患者时，也常常使用"树上开花"的策略进行临床治疗。近几年来，随着社会的高速发展，人们生活和工作的压力也与日俱增，加上大众优生优育意识的增强和生殖相关医学诊断水平的提高，有关胚胎停育的报道和案例也呈现逐年增长的趋势，引起了越来越多的关注。

编剧小常今年 28 岁，是一名很有才华的青年优秀人才。在遇见心仪的对象之后，他们火速成婚，上个月底刚过完结婚五周年的纪念日。这个月他们就忧心忡忡地带着一叠化验单来到李海松教授的诊室，寻求治疗。经过简单的询问后，李教授大致了解到，小常和爱人小美一直非常喜欢小朋友，于是决定抓紧时间生孩子，令人可喜的是，他们夫妻二人在结婚后第二年就成功怀孕了，二人得知这个消息后都十分开心，可惜好景不长，小美在怀孕第三个月时去做产检，却被告知胎儿已停止发育，保不住了，只能流产，他们二人像是遇见了晴天霹雳，缓了好久才勉强接受这个现实。过了半年多，小美第二次怀了孕，这一次他们百般呵护，没想到过了两个多月，他们就又毫无征兆地失去了这个宝宝。第二次的失败对他们的打击实在太大了，尤其是小美，第二胎流产后的一个月天天以泪洗面，小常在旁边也只能干着急，完全不知所措，又是心疼又是难过。

经过漫长时间的疗愈后，他们迎来了婚后的第六个年头，他们俩重拾了往日的激情和憧憬，下定决心，做好了再次怀孕的准备。经过多方检查和咨询之后，他们希望寻求李海松教授的帮助，以避免惨剧的再次发生。李海松教授在查阅完小常夫妻二人的检查报告后，发现女方没有什么问题，小常除了精子活力稍微和标准有微小差距之外，也没有什么其他异常，但精子活力的轻微未达标也不是造成反复胚胎停育的绝对原因，并将这些信息反馈给了小常和小美。他们二人询问之前胚胎停育的原因，李海松教授解释道，反复胚胎停育的病因与感染、免疫、遗传、环境及内分泌等因素密切相关，但是其发病机制目前尚未完全阐明。所以并不明确到底是什么原因造成之前的意外。由于已经距离上次流产三年多了，他们怀抱着希望，但依旧担心类似的事情再发生，可见这给他们家庭造成的阴影十分巨大。

李海松教授耐心解释给他们说，目前的治疗目标是将男女双方能做的各项生育相关的检查指标都调整正常，调节双方的体质，再让他们怀孕。李教授告诫小常别再熬夜，备孕过程中也尽量戒烟，备孕期间夫妻双方都要放松心情，不要过度担忧和紧张。经过四诊合参，针对小常的体质遣方用药进行治疗。经过两个多月的治疗后，小常的各项检查指标已经完全正常，生活习惯也调整得更为健康，在不断的自我告诫和自我调节中，小常和小美的压力也逐渐减小，生活越来越多的笑容，越来越阳光。没过多久，就得到了小美怀孕的好消息，怀胎十月，历尽千辛万苦，这一次，他们终于得偿所愿，生了一个健康的胖宝宝。

当今社会中，反复胚胎停育的发生越来越普遍，给家庭和社会都造成了巨大的伤害和损失。在备孕过程中不打无准备的仗，各项检查一定要重视，更要引起注意的是日常生活的不良习惯和心理压力。在夫妻双方各项检查达标的基础上，夫妻更要放松心态，远离各种危险因素，定期产检十分重要，静心等待"树上开花"，迎接美好全新的生命果实。

第二节
连环计
—— 迟发性性腺功能减退的阶段性治疗

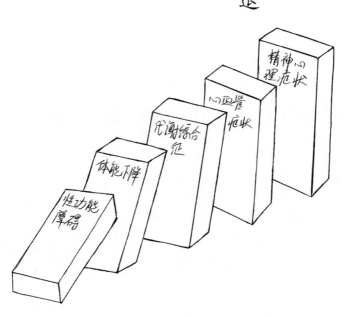

性功能障碍

体能下降

代谢综合征

心血管症状

精神心理症状

"连环计"，一计累敌，一计攻敌，两计扣用。而关键在于使敌"自累"，从更高层次上去理解"使其自累"几个字。两个以上的计策连用称连环计，而有时并不见得要看用计的数量，而要重视用计的质量，"使敌自累"之法，可以看作战略上让敌人背上包袱，使敌人自己牵制自己，让敌人战线拉长，兵力分散，为我军集中兵力、各个击破创造有利条件。这也是"连环计"在谋略思想上的反映。"大凡用计者，非一计之可孤行，必有数计以襄（辅助）之也……故善用兵者，行计务实施。运巧必防损，立谋虑中变"。用计重在有效果，一计不成，又出多计，在情况变化时，要相应再出计，这样才会使对方防不胜防。

此计在临床中应用广泛。55 岁的老赵最近总是忧心忡忡的，干什么都没有兴趣，平素最爱下的象棋都不下了，老哥儿几个问起来也是什么都不肯说，旁敲侧击之下才知道原来是性功能出了点问题，于是怂恿着他来到了李海松教授的门诊。诊室门一关，老赵就迫不及待地问李教授：我这病还能治吗？李教授微微一笑，娓娓道来：这个病叫迟发性性腺功能减退，多发生于 55~65 岁的男性，临床症状主要表现在四个方面，即性功能障碍、体能下降、心血管舒缩及精神心理症状。其中，性功能障碍主要表现在晨勃消失，性欲减退，勃起困难，阳事痿而不举，举而不坚，

191

坚而不久，性欲高潮质量下降，射精无力和精液量减少，性交难以成功或满意。体能下降表现为高强度运动能力下降，步行 1 公里较困难，弯腰困难，易疲劳，精力不足，肌肉力量减弱等。精神心理症状表现为包括情绪和认知功能变化，嗜睡，疲惫，缺乏生活动力，记忆力下降，注意力不集中，缺乏自信，自我感觉不佳，工作效率降低；难以入睡，失眠多梦；局部麻木、刺痛或有痒感。此外，迟发性性腺功能减退的体征还包括身体构成的改变（肌力和肌块的减小、身体脂肪增加）、骨密度降低（骨矿物质减少或骨质疏松症）等。同时，雄激素的缺乏还与代谢综合征、胰岛素抵抗、2 型糖尿病及认知功能减退等有关。

中医学认为，本病多因年事已高，天癸将竭，肾精不足，气血亏虚，阴阳失调而引起多脏腑功能失调，尤其以肾气衰、天癸竭为本。并可累及心、肝、脾诸脏，与足厥阴肝经、足少阴肾经、足太阴脾经、任脉、督脉最为密切。体现了男性的生长发育与衰老从"肾气盛，天癸至"到"天癸竭，精少，肾脏衰"的变化过程。《备急千金要方》云："人五十以上，阳气日衰，损与日至，心力渐退，忘前失后，兴居怠惰。"描述了人到中年，脏腑功能开始衰退，气血阴阳发生变化，进而产生各种症状。李海松教授认为，本病以肾气虚衰为主，治疗时要根据证候表现特点辨证论治。肝肾阴虚者，治以滋补肝肾；脾肾阳虚者，温肾健脾；肾阴阳两虚者，治以调补阴阳；肝气郁结者，治以疏肝解郁；心肾不交者，则交通心肾。总之，补肾为核心，调补阴阳、调畅气血是本病的基本治则，运用时应环环相扣，步步为营，以达到最佳的治疗效果。

　　更年期是人在生命过程中正常的生理反应，有一定的必然性和阶段性，其反应程度因人而异。只要正确看待并积极治疗更年期综合征，大多数人是完全可以安全地度过更年期的。另外，坚持定期体检，及时监测健康状况也是十分必要的，定期健康查体是预防保健工作的基本内容，也是早发现、早诊断、早治疗的重要手段，并且是自我保健的主要环节，通过健康体检可以及时发现身体的异常情况，尽早在医师的指导下采取有效措施进行调理与治疗，以消除病症，增强体质。

第三节

瞒天过海

——前列腺癌真的有这么可怕吗

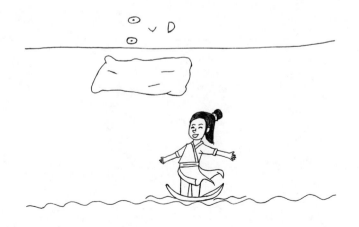

"瞒天过海"原指唐太宗御驾亲征时，薛仁贵设计以彩幕遮围船只，让唐太宗误以寻常百姓家而进入，从而渡海的故事。后来即成为兵法上的一种示假隐真的疑兵之计，用来指作战役伪装，以期达到出其不意的战斗成果。

李海松教授在治疗男科疾病时，也不乏使用瞒天过海策略以治愈疾病的案例。老赵是一名企业退休职工，五年前因排尿困难被诊断为前列腺增生，后自行于家中服用药物，今年夏天老赵由于突发小便不畅感加重，于是在老伴儿陪同下前往北京中医药大学东直门医院男科就诊。李海松教授在详细询问病情之后，为老赵作直肠指检，心里顿时掠过一阵寒意，前列腺表面凸凹不平，触及好几个硬结，直觉告诉他，这是前列腺癌。老赵老伴儿敏锐地捕捉到了李教授神色的变化，查体结束后老伴儿悄悄询问李教授："请您实话告诉我，我家先生到底有什么问题啊？"李教授并没有隐瞒他老伴儿："有可能是前列腺癌，需要住院做进一步检查。"听过李教授的话后，之前看上去还神清气爽的老伴儿走路变得颤颤巍巍了。李教授根据病人情况，建议老伴儿先不要对老赵讲，如果确诊为前列腺癌之后，可以继续告诉老赵为前列腺增生症状加重，老伴表示理解后就去办手续住院了，之后回报的检查结果证实了李教授的猜想。

跟诊学生在一旁抄方，对李教授的建议有些不解。事后请教时，导师讲了这么一个故事：有两个人同时去医院化验有无癌症，化验单拿错了，患癌者拿了无癌得感冒人的化验单，得感冒者拿了有癌的化验单。等医院几个月后发现化验单子填错了要进行纠正时，发现没有癌的那个人郁郁而终，而患有癌的人却像健康人一样没有什么症状。导师说这个故事虽然有些夸张，但是却告诉我们一个道理：在有些情况下，对病人本人病情有所隐瞒也是治疗方法之一，导师将此方法称之为"瞒天过海"。

李教授指出前列腺癌作为欧美国家男性常见的恶性肿瘤，在美国前列腺癌的发病率已经超过肺癌，成为危害男性健康的第一位肿瘤。我国前列腺癌的发病率远低于欧美国家，但随着我国人均寿命的不断增长，饮食结构的改变及诊断技术的提高，近年来其发病率呈现上升趋势，而且增长比欧美国家更为迅速。根据国家癌症中心的数据，前列腺癌自 2008 年起成为我国泌尿系统中发病率最高的肿瘤，在男性恶性肿瘤发病率排名中第 6 位，特别是在大城市中发病率更高。其主要患者是老年男性。

前列腺癌的危险因素包括年龄、种族、遗传等。如果兄弟或父亲患有前列腺癌，其本人患前列腺癌的可能性会加倍。而一些外部因素，如饮食中动物脂肪过多会加快前列腺癌的发展进程。中医学认为本病发生主要是正气不足，湿热毒邪侵袭，引起机体阴阳失调、脏腑功能障碍、气血运行不畅，导致瘀血、痰浊、邪毒相互交结，形成肿瘤。

前列腺癌早期通常没有症状。当肿瘤发展到一定程度，会阻塞尿道或侵犯膀胱颈，造成尿频、尿急、尿痛，尿线变细，排尿无力，严重者会出现急性尿潴留、血尿、尿失禁。在我国许多患者临床确诊时已处于晚期，而晚期前列腺癌多发生骨转移。骨转移时会引起骨骼疼痛、骨折、贫血、脊髓压迫等症状，甚至出现下肢瘫痪。

那么如何早期发现前列腺癌？目前公认的方法是进行直肠指检和前列腺特异性抗原（PSA）检查。前列腺位于盆腔，其后面与直肠前壁相连，正常情况下进行直肠指检可触及圆形实质感的前列腺，发生肿瘤时可触及前列腺结节，质地坚硬。前列腺特异性抗原是一种由前列腺上皮细胞分泌的蛋白酶，正常人血液中含量极低，一般小于 4ng/mL。前列腺癌患者的正常腺管结构遭到破坏，血液中 PSA 含量上升。不过有一些因素会影响到血液中 PSA 的水平，如射精、前列腺炎、尿潴留、直肠指检、导尿等。所以临床上通常把 PSA 检查放在直肠指检之前进行。对于 50 岁以上的男性，如果有排尿不适症状，应当进行这两项检查；如果亲属中有人患有前列腺癌，则应提早至 45 岁开始定期检查。如果直肠指检、PSA 检查异常，可进一步进行计算机断层（CT）检查、磁共振扫描、全身核素骨显像检查及前列腺穿刺活检等检查。

前列腺癌的治疗主要包括手术、放疗、化疗、内分泌治疗等。中医药在前列腺癌治疗中发挥着重要作用，可改善患者的一般营养状况，减轻放疗后胃肠道反应，提升患者的生活质量。

因此，导师指出前列腺癌其实并不可怕，关键在于早期发现。有些人错误地认为"癌症是不治之症"，虽然患癌后已得到妥善的治疗，但心中仍然非常紧张，情绪低落，对一切事物不感兴趣，睡不好，吃不香。像这种情况，免疫功能就会降低，难免造成癌症的复发或转移。对癌症要培养乐观情绪。近十多年国内外的医学研究已有很大进步，许多早中期癌症是可以治愈。即使是晚期病人，经过合理治疗，一部分可能治愈，另一部分可以减轻痛苦，延长寿命。所以，癌症病人要树立起战胜癌症的信心，要有良好的精神状态。积极配合医护人员，调动体内的免疫功能，与癌症斗争。如果精神上振作不起来，再好的治疗也难充分显出疗效。精神和情绪不好可以导致病情加重，乐观的精神情绪可以促使病情好转。

第四节
避实击虚
——论治真肾虚与假肾虚

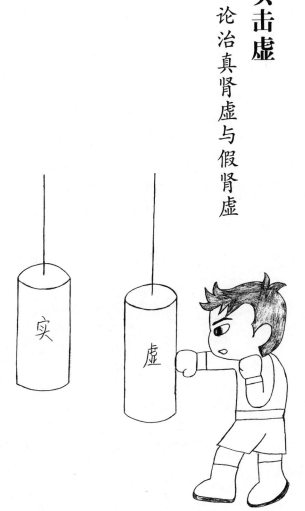

"避实击虚"语出《孙子兵法·虚实篇》，其记载："夫兵形象水，水之形避高而趋下，兵之形避实而击虚。"避实击虚的核心，就是避开敌人的坚实强大之处，集中力量攻击其虚弱之处。"避实击虚"是历代兵家用兵作战的基本原则，也是克敌制胜的主要法则。它是进攻者在选择进攻目标、确定进攻路线和主攻方向时所用的重要谋略。避实击虚之所以能克敌制胜，是因为虚弱之处最容易被攻破，而虚破则实损。攻下了虚弱处，敌人整体力量也就由实变虚，难逃失败。这就要求进攻者要能够准确地发现对手虚弱之处。

　　临床上男科医生也要有一双雪亮的眼睛，能够准确掌握相关疾病的虚实，才能正确地进行治疗。20多岁的小李，新婚宴尔，却发现期盼已久的云朝雨暮并没有想象中的圆满，有时候甚至不能完全勃起，就开始去找一位老中医调理。老中医诊断小李是肾虚，开了几付温肾壮阳的中药，并且叮嘱其服药期间要节制房事。担心影响疗效的小李在服药期间也只好把新婚娇妻冷落在一旁。一个疗程的中药吃完后，烈火终于点燃干柴，但是小李却发现自己的长枪还是不在状态，这给小两口又浇了一盆冷水。经过几番辗转，最终来到北京中医药大学东直门医院男科诊室。李海松教授仔细询问病史后告诉小李，他当前的主要问题并非

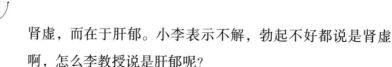

肾虚，而在于肝郁。小李表示不解，勃起不好都说是肾虚啊，怎么李教授说是肝郁呢？

李教授为小李进行了耐心地讲解。以前勃起功能障碍多以肾虚为主要原因，那是因为先前经济条件不比现在，大多数人都生活在缺衣少食的环境中，营养较为缺乏，先天不足多见，故阳痿者多虚。然而当今环境大为不同，大部分人都能保证吃饱穿暖，现在像小李这样身体强壮的小伙子很少有肾虚的表现。以嗜食生冷油腻、肥甘厚味、嗜酒贪杯为主流的生活习惯，导致现在多以湿热为主要病机。

小李勃起不佳的原因亦非肾虚，而在肝郁。老实的小李婚前并没有过性经历，洞房花烛夜时虽然很激动，但是毫无经验的他面对娇羞的妻子仍旧紧张得手足无措。所以，初夜没有期待的那么美满。李教授告诉他，男人的性心理其实非常的脆弱。一次战斗的不成功，就会让男人对自己的能力有所质疑，并且会将这种质疑带到下一次的战斗中，继续影响发挥。这种恶性循环，会不断地让男性产生挫败感，成为心里的一个结，使男人处于一种焦虑抑郁的状态，从而导致每次的战斗都不在状态，即中医学所说的肝气郁结。从中医学角度来说，勃起功能与肝的关系同样密不可分。古人认为阴茎是由众多的"筋"所组成，故称为"宗筋"。肝主润宗筋，肝气郁结，宗筋失养，发为阳痿，此为假肾虚。

听完这些，小李对自己的情况有了一定的了解，但是他还有些地方不是很明白。他继续问道：我有时候会觉得腰痛，都说腰痛是肾虚的表现，难道这不是肾虚吗？李教授解释道：腰酸腰痛并非只有肾虚才会导致，劳损也会造成类似的表现。遇到腰酸腰痛的情况，不能一味地补肾，首先应加以鉴别。从疼痛程度上来说，肾虚的腰痛多以酸痛为主，按摩后有所缓解，并不影响日常活动；而劳损造成的腰痛，较为剧烈，会影响到日常的活动。从时间上来看，肾虚的腰痛持续时间比较长，长达数月，甚至数年；而劳损的腰痛，持续时间短，充分休息后会缓解。听完这些，小李对自己的病情有了新的认识。自己每次工作太久后出现的腰痛，充分休息后就没那么痛了，并不是原先想到的肾虚腰痛而是劳损造成的。

李教授认同了他的理解，并告诫他，男科很多疾病给人的第一印象就是肾虚，但事实往往并非如此。以阳痿为例，对于像小李这样的年轻患者，多以肝郁为其病理特点。这类患者多为现代社会高强度的工作和极大的生活压力所苦，渐生肝郁。肝的疏泄功能失常则气机失于调理，气机不畅则气血不能周行全身，以致经络不通，难以输送精微物质濡养宗筋，进而导致阳痿。从解剖的角度看来，肝藏血对应的就是肝脏中丰富的毛细血管和血窦，而阴茎的勃起也是依靠血液充入海绵体内大量的窦隙。一旦肝失疏泄，气血运行失常则可导致呆筋痿软的阳痿症状。临床治疗此类证型患者时常用疏肝解郁、兼顾血瘀的方法，常常取得较为满意的疗效。

对于 40 岁以上的中老年患者，肾虚是阳痿的病理趋势，临床上常见中老年阳痿患者兼有肾虚诸症，如腰酸、肢冷等，其脉往往沉细。年龄对这种阳痿患者将是最大的挑战，年龄越大，肾精愈亏，愈不能濡养宗筋而阳事不兴，愈难治疗。此时治疗上应以肾虚为本，以补肾助阳为处方，通过患者年龄、四诊所表现出的肾虚证候，准确判断患者肾虚的程度，并据此处以不同剂量的补肾剂。

此外，血瘀是阳痿的核心病机。在各种复杂的病因病机作用下，最终导致阳痿的直接原因无外乎血瘀阻络，阴茎局部的血液运行不畅，阻滞络脉，进而无法勃起；同时，既成的瘀血作为病理产物反过来又会影响气血在局部的运行，影响人体新血的生成，形成不良的循环，使阳痿病情逐渐加重，也会使单一方向的治疗无法显效。治疗阳痿时应在患者病程的各个阶段始终贯穿化瘀通络之法，同时注重防病于未然，以"治未病"的理念做出诊疗措施，即使患者并未表现出血瘀的症状亦要施用活血药物。

李教授认为，在处理男科疾病时，应摆脱一贯的肾虚理念，盲目补肾不仅无法减轻痛苦，反而还会耽误病情，应认清真肾虚与假肾虚，不被肾虚的传统观念遮住双眼，才能达到真正的避实击虚。